Yeşil Yemeklerin Sanatı

Bitki Temelli Lezzetler

Elif Deniz

İçindekiler

Giriş 10

PİRİNÇ VE TAHILLAR 15

Klasik Sarımsaklı Pirinç 16

Sebzeli ve Tofulu Kahverengi Pirinç 18

Temel Amaranth Lapası 20

. Ispanaklı Köy Mısır Ekmeği 22

Kuş Üzümlü Sütlaç 24

Sultaniyeli Darı Lapası 26

Kuru İncirli Kinoa Lapası 29

Üzümlü Ekmek Pudingi 31

Buğdaylı bulgur salatası 33

Yaban Mersini Soslu Çavdar Lapası 35

Hindistan Cevizli Sorgum Lapası 37

Babamın Aromatik Pilavı 39

Günlük Tuzlu İrmik 41

Yunan Usulü Arpa Salatası 43

Kolay Tatlı Mısır Yemeği Lapası 45

Annemin Darı Muffinleri 47

Zencefil Kahverengi Pirinç 49

Tatlı Yulaf Ezmesi "İrmik" 51

Kuru İncirli Freekeh Kase 53

Akçaağaç Şuruplu Mısır Unu Lapası 56

Akdeniz Usulü Pilav 58

Kıvrımlı Bulgur Krep 60

Çikolatalı Çavdar Lapası 62

Otantik Afrika Mielie Yemeği 64

Kuru İncirli Teff Lapası 66

Kayısılı Çöken Ekmek Pudingi 69

Chipotle Kişnişli Pilav 71

Bademli Yulaf Lapası 73

Aromatik Darı Kasesi 75

Harissa Bulgur Kasesi 77

Hindistan cevizli kinoa pudingi 80

Cremini Mantarlı Risotto 82

Renkli Sebzeli Risotto 84

Cevizli Amarant İrmik 86

Yabani Mantarlı Arpa Pilavı 88

Tatlı Mısır Ekmeği Muffinleri 90

Kuru İncirli Aromatik Sütlaç 93

Potage veya Quinoa 95

Bademli Sorgum Kasesi 97

Üzümlü Bulgur Muffin 99

Eski Usul Pilav 101

Za'atar'lı Freekeh Salatası 103

Sebze Amaranth Çorbası 105

Mantarlı ve Nohutlu Polenta.................................108

Avokado ve Fasulyeli Teff Salatası 110

Cevizli Gecelik Yulaf Ezmesi 112

Havuç Enerji Topları...114

Çıtır Tatlı Patates Lokmaları..................................116

Kavrulmuş Sırlı Bebek Havuç................................118

Fırında Pişmiş Karalahana Cipsi 120

Peynirli Kaju Sosu..122

Biberli Humus Sosu..124

Geleneksel Lübnan Mutabal...................................127

Hint Usulü Kavrulmuş Leblebi...............................129

Tahin Soslu Avokado 131

Tatlı Patates Tater Tots 133

Közlenmiş Biber ve Domates Sosu.......................135

Klasik Parti Karışımı..137

Zeytinyağlı Sarımsak Crostini 139

Klasik Vegan Köfte...140

Balzamik Kavrulmuş Yaban Havucu....................142

Geleneksel Baba Ganuş...145

Fıstık Ezmesi Hurma Lokmaları 147

Kavrulmuş Karnabahar Dip 148

Kolay Kabak Ruloları 150

Chipotle Tatlı Patates Kızartması 152

Cannellini Fasulye Dip Sosu 154

Baharatlı Kavrulmuş Karnabahar 156

Kolay Lübnan Turu 159

Keskin Zencefil Soslu Avokado 161

Nohut Çerez Karışımı 163

Bir Twist ile Muhammara Sosu 165

Ispanak, Nohut ve Sarımsak Crostini 167

Mantar ve Cannellini Fasulyesi "Köfte" 170

Humuslu Salatalık Turtaları 172

Doldurulmuş Jalapeno Lokmaları 173

Meksika Usulü Soğan Halkaları 175

kavrulmuş sebze kökleri 177

Hint Usulü Humus Sosu 179

Kavrulmuş Havuç ve Fasulye Dip 181

Hızlı ve Kolay Kabak Suşi 183

Humuslu Kiraz Domates 185

Fırında Kavrulmuş Düğme Mantar 187

Peynirli Kale Cipsleri 190

Humus Avokado Tekneleri...192

Nacho Düğmeli Mantar Dolması 194

Humus ve Avokadolu Marul Sarmaları.......................196

Kavrulmuş Brüksel Lahanası..198

Tatlı Patates Poblano Poppers..200

Fırında Kabak Cipsi..202

Otantik Lübnan Sosu..204

Yulaflı Vegan Köfte...206

Mango Salsalı Dolmalık Biber Tekneleri...................208

Keskin Biberiye Brokoli Çiçekleri................................210

Çıtır Fırında Pancar Cipsi..212

Kırmızı Barbunya Salatası...214

Anasazi Fasulye ve Sebze Yahnisi................................216

Kolay ve Doyurucu Shakshuka 218

Eski Tarz Acı Biber...220

Kolay Kırmızı Mercimek Salatası.................................222

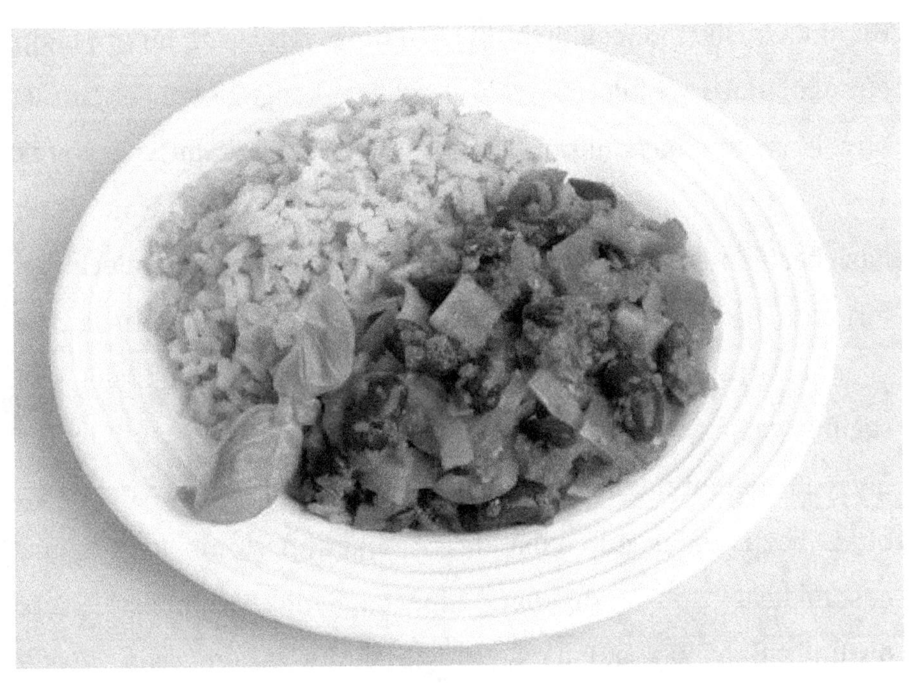

Ancak yakın zamana kadar giderek daha fazla insan bitki bazlı beslenme yaşam tarzını benimsemeye başlıyor. On milyonlarca insanı tam olarak neyin bu yaşam tarzına çektiği tartışmalıdır. Bununla birlikte, öncelikle bitki bazlı bir diyet yaşam tarzını takip etmenin, daha iyi kilo kontrolüne ve genel sağlığa yol açtığını ve birçok kronik hastalıktan arındığını gösteren kanıtlar giderek artıyor. Bitki Bazlı Beslenmenin Sağlığa Faydaları Nelerdir? Bitki bazlı beslenmenin dünyadaki en sağlıklı beslenme yöntemlerinden biri olduğu ortaya çıktı. Sağlıklı vegan diyetleri bol miktarda taze ürün, tam tahıllar, baklagiller ve tohumlar ve kuruyemişler gibi sağlıklı yağları içerir. Antioksidanlar, mineraller, vitaminler ve diyet lifi bakımından zengindirler. Güncel bilimsel araştırmalar, bitki bazlı gıdaların daha fazla tüketilmesinin, kalp-damar hastalıkları, tip 2 diyabet, hipertansiyon ve obezite gibi durumlardan kaynaklanan ölüm riskinin azalmasıyla ilişkili olduğuna dikkat çekti. Vegan beslenme planları genellikle ağırlıklı olarak sağlıklı temel gıdalara dayanır; antibiyotikler, katkı maddeleri ve hormonlarla dolu hayvansal ürünlerden kaçınılır. Ayrıca, esansiyel amino asitlerin hayvansal proteinle birlikte daha yüksek oranda tüketilmesi insan sağlığına zarar verebilir. Hayvansal ürünler bitkisel bazlı yiyeceklerden çok daha fazla yağ içerdiğinden, çalışmaların et yiyenlerin veganlara göre dokuz kat daha fazla obezite oranına sahip olduğunu göstermesi şaşırtıcı değil. Bu bizi bir sonraki noktaya, vegan beslenmenin en büyük faydalarından biri olan kilo kaybına götürüyor. Birçok kişi etik nedenlerden dolayı vegan bir hayat yaşamayı seçse de, Diyetin kendisi kilo verme hedeflerinize ulaşmanıza yardımcı olabilir. Kilo vermekte zorlanıyorsanız bitki bazlı bir diyeti denemeyi düşünebilirsiniz. Tam olarak nasıl? Bir vegan olarak tam yağlı süt ürünleri, yağlı balık, domuz eti gibi yüksek kalorili gıdaların ve yumurta gibi diğer kolesterol içeren gıdaların sayısını azaltacaksınız. Bu tür yiyecekleri, sizi daha uzun süre tok tutacak, yüksek lifli ve protein açısından zengin alternatiflerle değiştirmeyi deneyin. Önemli olan besin açısından yoğun, temiz ve doğal gıdalara odaklanmak ve şeker, doymuş yağlar ve yüksek oranda işlenmiş gıdalar gibi boş kalorilerden kaçınmaktır. İşte yıllardır vegan diyetinde kilomu korumama yardımcı olacak birkaç püf noktası. Ana yemek olarak sebze yerim; İyi yağları ölçülü tüketiyorum; zeytinyağı gibi iyi bir yağ sizi şişmanlatmaz; Düzenli olarak egzersiz yapıyorum ve evde yemek pişiriyorum. Eğlence! Kilo vermekte zorlanıyorsanız bitki bazlı bir diyeti denemeyi düşünebilirsiniz. Tam olarak nasıl? Bir vegan olarak tam yağlı süt ürünleri, yağlı balık, domuz eti gibi yüksek kalorili gıdaların ve yumurta gibi diğer kolesterol içeren gıdaların sayısını azaltacaksınız. Bu tür yiyecekleri, sizi daha uzun süre tok tutacak, yüksek lifli ve protein açısından zengin alternatiflerle değiştirmeyi deneyin. Önemli olan besin açısından yoğun, temiz ve doğal gıdalara odaklanmak ve şeker, doymuş yağlar ve yüksek oranda işlenmiş gıdalar gibi boş kalorilerden kaçınmaktır. İşte yıllardır vegan diyetinde kilomu korumama yardımcı olacak birkaç püf noktası. Ana yemek olarak sebze yerim; İyi yağları ölçülü tüketiyorum; zeytinyağı gibi iyi bir yağ sizi şişmanlatmaz; Düzenli olarak egzersiz yapıyorum ve evde yemek pişiriyorum. Eğlence! Kilo vermekte zorlanıyorsanız bitki bazlı bir diyeti denemeyi düşünebilirsiniz. Tam olarak nasıl? Bir vegan olarak tam yağlı süt ürünleri, yağlı balık, domuz eti gibi yüksek kalorili gıdaların ve yumurta gibi diğer kolesterol içeren gıdaların sayısını azaltacaksınız. Bu tür yiyecekleri, sizi daha uzun süre tok tutacak, yüksek lifli ve protein açısından zengin alternatiflerle değiştirmeyi deneyin. Önemli olan besin açısından yoğun, temiz ve doğal gıdalara odaklanmak ve şeker, doymuş yağlar ve yüksek oranda işlenmiş gıdalar gibi boş kalorilerden kaçınmaktır. İşte yıllardır vegan diyetinde kilomu korumama yardımcı olacak birkaç püf noktası. Ana yemek olarak sebze yerim; İyi yağları ölçülü tüketiyorum; zeytinyağı gibi iyi bir yağ sizi şişmanlatmaz; Düzenli olarak egzersiz yapıyorum ve evde yemek pişiriyorum. Eğlence! Tam olarak nasıl? Bir vegan olarak tam yağlı süt ürünleri, yağlı balık, domuz eti gibi yüksek kalorili gıdaların ve yumurta gibi diğer kolesterol içeren gıdaların sayısını azaltacaksınız. Bu tür yiyecekleri, sizi daha uzun süre tok tutacak, yüksek lifli ve protein açısından zengin alternatiflerle değiştirmeyi deneyin. Önemli olan besin açısından yoğun, temiz ve doğal gıdalara odaklanmak ve şeker, doymuş yağlar ve yüksek oranda işlenmiş gıdalar gibi boş kalorilerden kaçınmaktır. İşte yıllardır vegan diyetinde kilomu korumama yardımcı olacak birkaç püf noktası. Ana yemek olarak sebze yerim; İyi yağları ölçülü tüketiyorum; zeytinyağı gibi iyi bir yağ sizi şişmanlatmaz; Düzenli olarak egzersiz yapıyorum ve evde yemek pişiriyorum. Eğlence! Tam olarak nasıl? Bir vegan olarak tam yağlı süt ürünleri, yağlı balık, domuz eti gibi yüksek kalorili gıdaların ve yumurta gibi diğer kolesterol içeren gıdaların sayısını azaltacaksınız. Bu tür yiyecekleri, sizi daha uzun süre tok tutacak, yüksek lifli ve protein açısından zengin alternatiflerle değiştirmeyi deneyin. Önemli olan besin açısından yoğun, temiz ve doğal gıdalara odaklanmak ve şeker, doymuş yağlar ve yüksek oranda işlenmiş gıdalar gibi boş kalorilerden kaçınmaktır. İşte yıllardır vegan diyetinde kilomu korumama yardımcı olacak birkaç püf noktası. Ana yemek olarak sebze yerim; İyi yağları ölçülü tüketiyorum; zeytinyağı gibi iyi bir yağ sizi şişmanlatmaz; Düzenli olarak egzersiz yapıyorum ve evde yemek pişiriyorum. Eğlence! Bu tür yiyecekleri, sizi daha uzun süre tok tutacak, yüksek lifli ve protein açısından zengin alternatiflerle değiştirmeyi deneyin. Önemli olan besin açısından yoğun, temiz ve doğal gıdalara odaklanmak ve şeker, doymuş yağlar ve yüksek oranda işlenmiş gıdalar gibi boş kalorilerden kaçınmaktır. İşte yıllardır vegan diyetinde kilomu korumama yardımcı olacak birkaç püf noktası. Ana yemek olarak sebze yerim; İyi yağları ölçülü tüketiyorum; zeytinyağı gibi iyi bir yağ sizi şişmanlatmaz; Düzenli olarak egzersiz yapıyorum ve evde yemek pişiriyorum. Eğlence! Bu tür yiyecekleri, sizi daha uzun süre tok tutacak, yüksek lifli ve protein açısından zengin alternatiflerle değiştirmeyi deneyin. Önemli olan besin açısından yoğun, temiz ve doğal gıdalara odaklanmak ve şeker, doymuş yağlar ve yüksek oranda işlenmiş gıdalar gibi boş kalorilerden kaçınmaktır. İşte yıllardır vegan diyetinde kilomu korumama yardımcı olacak birkaç püf noktası. Ana yemek olarak sebze yerim; İyi yağları ölçülü tüketiyorum; zeytinyağı gibi iyi bir yağ sizi şişmanlatmaz; Düzenli olarak egzersiz yapıyorum ve evde yemek pişiriyorum. Eğlence! Ana yemek olarak sebze yerim; İyi yağları ölçülü tüketiyorum; zeytinyağı gibi iyi bir yağ sizi şişmanlatmaz; Düzenli olarak egzersiz yapıyorum ve evde yemek pişiriyorum. Eğlence! Ana yemek olarak sebze yerim; İyi yağları ölçülü tüketiyorum; zeytinyağı gibi iyi bir yağ sizi şişmanlatmaz; Düzenli olarak egzersiz yapıyorum ve evde yemek pişiriyorum. Eğlence!

PİRİNÇ VE TAHILLAR

Klasik Sarımsaklı Pirinç

(Yaklaşık 20 dakikada hazır | Porsiyon 4)

Porsiyon başına: Kalori: 422; Yağ: 15,1g; Karbonhidrat: 61,1g; Protein: 9.3g

İçindekiler

4 yemek kaşığı zeytinyağı

4 diş sarımsak, doğranmış

1 ½ su bardağı beyaz pirinç

2 ½ su bardağı sebze suyu

Talimatlar

Bir tencerede zeytinyağını orta derecede yüksek ateşte ısıtın. Sarımsakları ekleyin ve yaklaşık 1 dakika veya aroması çıkana kadar soteleyin.

Pirinç ve et suyunu ekleyin. Kaynatın; hemen ısıyı hafif bir kaynamaya getirin.

Yaklaşık 15 dakika veya tüm sıvı emilene kadar pişirin. Pirinci çatalla kabartın, tuz ve karabiber serpin ve sıcak servis yapın!

Sebzeli ve Tofulu Kahverengi Pirinç

(Yaklaşık 45 dakikada hazır | Porsiyon 4)

Porsiyon başına: Kalori: 410; Yağ: 13,2g; Karbonhidrat: 60g; Protein: 14.3g

İçindekiler

4 çay kaşığı susam

2 adet bahar sarımsak sapı, kıyılmış

1 su bardağı taze soğan, doğranmış

1 havuç, kesilmiş ve dilimlenmiş

1 kereviz kaburgası, dilimlenmiş

1/4 bardak kuru beyaz şarap

10 ons tofu, küp şeklinde

1 ½ su bardağı uzun taneli kahverengi pirinç, iyice durulanmış

2 yemek kaşığı soya sosu

2 yemek kaşığı tahin

1 yemek kaşığı limon suyu

Talimatlar

Wok veya büyük bir tencerede, 2 çay kaşığı susam yağını orta-yüksek ateşte ısıtın. Şimdi sarımsak, soğan, havuç ve kerevizi yaklaşık 3 dakika pişirin, eşit pişmesini sağlamak için periyodik olarak karıştırın.

Tavayı yağdan arındırmak için şarabı ekleyin ve sebzeleri wok'un bir tarafına itin. Kalan susam yağını ekleyin ve tofuyu ara sıra karıştırarak 8 dakika kızartın.

2,5 su bardağı suyu orta-yüksek ateşte kaynatın. Kaynamaya bırakın ve pirinci yaklaşık 30 dakika veya yumuşayana kadar pişirin; pirinci kabartın ve soya sosu ve tahinle karıştırın.

Sebzeleri ve tofuyu sıcak pirincin içine karıştırın; Birkaç damla taze limon suyu ekleyin ve sıcak olarak servis yapın. Afiyet olsun!

Temel Amaranth Lapası

(Yaklaşık 35 dakikada hazır | Porsiyon 4)

Porsiyon başına: Kalori: 261; Yağ: 4.4g; Karbonhidrat: 49g; Protein: 7.3g

İçindekiler

3 bardak su

1 bardak amaranth

1/2 bardak hindistan cevizi sütü

4 yemek kaşığı agav şurubu

Bir tutam koşer tuzu

Bir tutam rendelenmiş hindistan cevizi

Talimatlar

Suyu orta-yüksek ateşte kaynatın; amarantı ekleyin ve ateşi kaynama noktasına getirin.

Amarantın tavanın dibine yapışmasını önlemek için periyodik olarak karıştırarak yaklaşık 30 dakika pişmesine izin verin.

Kalan malzemeleri karıştırın ve iyice pişene kadar 1 ila 2 dakika daha pişirmeye devam edin. Afiyet olsun!

. Ispanaklı Köy Mısır Ekmeği

(Yaklaşık 50 dakikada hazır | Porsiyon 8)

Porsiyon başına: Kalori: 282; Yağ: 15,4g; Karbonhidrat: 30g; Protein: 4.6g

İçindekiler

1 yemek kaşığı keten tohumu küspesi

1 fincan çok amaçlı un

1 su bardağı sarı mısır unu

1/2 çay kaşığı karbonat

1/2 çay kaşığı kabartma tozu

1 çay kaşığı koşer tuzu

1 çay kaşığı esmer şeker

Bir tutam rendelenmiş hindistan cevizi

1 ¼ bardak yulaf sütü, şekersiz

1 çay kaşığı beyaz sirke

1/2 su bardağı zeytinyağı

2 su bardağı ıspanak, parçalara ayrılmış

Talimatlar

Fırınınızı önceden 420 derece F'ye ısıtarak başlayın. Şimdi, yapışmaz pişirme spreyi ile bir fırın tepsisine püskürtün.

Keten yumurtası yapmak için keten tohumunu 3 yemek kaşığı suyla karıştırın. Karıştırın ve yaklaşık 15 dakika bekletin.

Bir karıştırma kabında un, mısır unu, kabartma tozu, kabartma tozu, tuz, şeker ve rendelenmiş hindistan cevizini iyice birleştirin.

Topaklanmayı önlemek için sürekli karıştırarak, yavaş yavaş keten yumurtası, yulaf sütü, sirke ve zeytinyağını ekleyin. Daha sonra ıspanakları katlayın.

Hamuru hazırlanan fırın tepsisine kazıyın. Mısır ekmeğinizi yaklaşık 25 dakika veya ortasına yerleştirilen bir test cihazı kuru ve temiz çıkana kadar pişirin.

Dilimleyip servis yapmadan önce yaklaşık 10 dakika bekletin. Afiyet olsun!

Kuş Üzümlü Sütlaç

(Yaklaşık 45 dakikada hazır | Porsiyon 4)

Porsiyon başına: Kalori: 423; Yağ: 5,3g; Karbonhidrat: 85g; Protein: 8.8g

İçindekiler

1 ½ su bardağı su

1 su bardağı beyaz pirinç

2 ½ bardak yulaf sütü, bölünmüş

1/2 su bardağı beyaz şeker

Bir tutam tuz

Bir tutam rendelenmiş hindistan cevizi

1 çay kaşığı öğütülmüş tarçın

1/2 çay kaşığı vanilya özü

1/2 su bardağı kurutulmuş kuş üzümü

Talimatlar

Bir tencerede, orta-yüksek ateşte suyu kaynatın. Hemen ateşi kısın, pirinci ekleyin ve yaklaşık 20 dakika pişmeye bırakın.

Sütü, şekeri ve baharatları ekleyip, pirincin tavaya yapışmasını önlemek için sürekli karıştırarak 20 dakika daha pişirmeye devam edin.

Üzerine kurutulmuş kuş üzümü serpin ve oda sıcaklığında servis yapın. Afiyet olsun!

Sultaniyeli Darı Lapası

(Yaklaşık 25 dakikada hazır | Porsiyon 3)

Porsiyon başına: Kalori: 353; Yağ: 5.5g; Karbonhidrat: 65,2g; Protein: 9.8g

İçindekiler

1 bardak su

1 bardak hindistan cevizi sütü

1 bardak darı, durulanmış

1/4 çay kaşığı rendelenmiş hindistan cevizi

1/4 çay kaşığı öğütülmüş tarçın

1 çay kaşığı vanilya ezmesi

1/4 çay kaşığı koşer tuzu

2 yemek kaşığı agav şurubu

4 yemek kaşığı kuru üzüm

Talimatlar

Suyu, sütü, darıyı, hindistan cevizini, tarçını, vanilyayı ve tuzu bir tencereye koyun; kaynatın.

Isıyı kaynama noktasına getirin ve yaklaşık 20 dakika pişmesine izin verin; darıyı bir çatal ve kaşıkla tek tek kaselere kabartın.

Agav şurubu ve kuru üzüm ile servis yapın. Afiyet olsun!

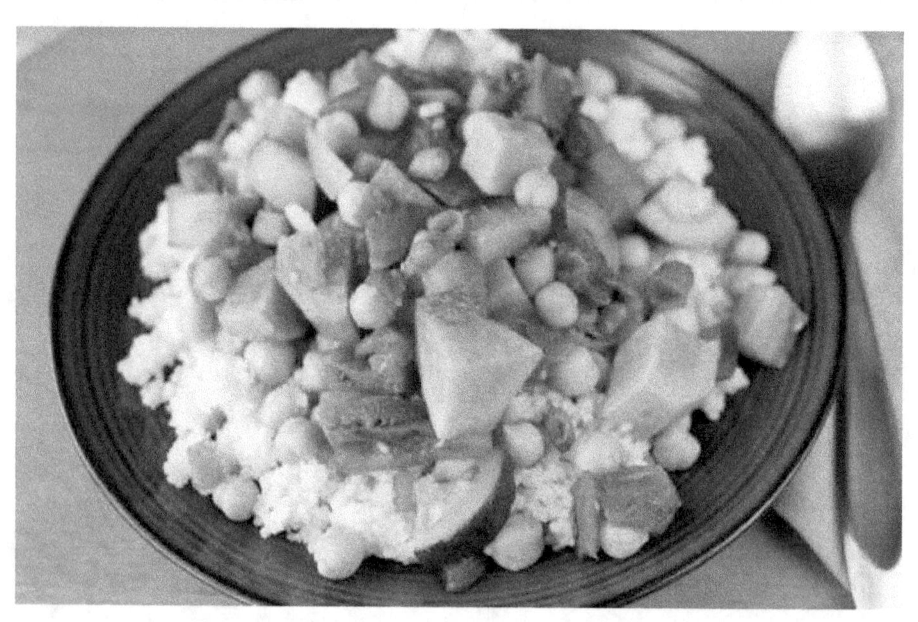

Kuru İncirli Kinoa Lapası

(Yaklaşık 25 dakikada hazır | Porsiyon 3)

Porsiyon başına: Kalori: 414; Yağ: 9g; Karbonhidrat: 71,2g; Protein: 13.8g

İçindekiler

1 bardak beyaz kinoa, durulanmış

2 bardak badem sütü

4 yemek kaşığı esmer şeker

Bir tutam tuz

1/4 çay kaşığı rendelenmiş hindistan cevizi

1/2 çay kaşığı öğütülmüş tarçın

1/2 çay kaşığı vanilya özü

1/2 bardak kuru incir, doğranmış

Talimatlar

Kinoayı, badem sütünü, şekeri, tuzu, hindistan cevizini, tarçını ve vanilya özünü bir tencereye koyun.

Orta-yüksek ateşte kaynamaya getirin. Isıyı kaynama noktasına getirin ve yaklaşık 20 dakika pişmesine izin verin; çatalla kabartın.

Üç servis kasesine paylaştırıp kuru incirle süsleyin. Afiyet olsun!

Üzümlü Ekmek Pudingi

(Yaklaşık 1 saatte hazır | Porsiyon 4)

Porsiyon başına: Kalori: 474; Yağ: 12,2g; Karbonhidrat: 72g; Protein: 14.4g

İçindekiler

4 su bardağı bir günlük ekmek, kuşbaşı

1 su bardağı esmer şeker

4 bardak hindistan cevizi sütü

1/2 çay kaşığı vanilya özü

1 çay kaşığı öğütülmüş tarçın

2 yemek kaşığı rom

1/2 bardak kuru üzüm

Fırınınızı önceden 360 derece F'ye ısıtarak başlayın. Yapışmaz pişirme spreyi ile güveç kabını hafifçe yağlayın.

Küp şeklinde kesilmiş ekmeği hazırlanan güveç kabına yerleştirin.

Bir karıştırma kabında şekeri, sütü, vanilyayı, tarçını, romu ve kuru üzümleri iyice birleştirin. Muhallebiyi ekmek küplerinin üzerine eşit şekilde dökün.

Yaklaşık 15 dakika kadar bekletin.

Önceden ısıtılmış fırında yaklaşık 45 dakika veya üstü altın rengi oluncaya ve sertleşene kadar pişirin. Afiyet olsun!

Buğdaylı bulgur salatası

(Yaklaşık 25 dakikada hazır | Porsiyon 4)

Porsiyon başına: Kalori: 359; Yağ: 15,5g; Karbonhidrat: 48,1g; Protein: 10.1g

İçindekiler

1 su bardağı bulgur

1 ½ su bardağı sebze suyu

1 çay kaşığı deniz tuzu

1 çay kaşığı taze zencefil, kıyılmış

4 yemek kaşığı zeytinyağı

1 soğan, doğranmış

8 ons konserve garbanzo fasulyesi, süzülmüş

2 adet büyük közlenmiş biber, dilimlenmiş

2 yemek kaşığı taze maydanoz, kabaca doğranmış

Talimatlar

Derin bir tencerede bulguru ve sebze suyunu kaynama noktasına getirin; üstü kapalı olarak 12 ila 13 dakika pişmesine izin verin.

Yaklaşık 10 dakika bekletin ve çatalla kabartın.

Pişen bulgura kalan malzemeleri ekleyin; oda sıcaklığında veya iyice soğutulmuş olarak servis yapın. Afiyet olsun!

Yaban Mersini Soslu Çavdar Lapası

(Yaklaşık 15 dakikada hazır | Porsiyon 3)

Porsiyon başına: Kalori: 359; Yağ: 11g; Karbonhidrat: 56,1g; Protein: 12.1g

İçindekiler

1 su bardağı çavdar gevreği

1 bardak su

1 bardak hindistan cevizi sütü

1 su bardağı taze yaban mersini

1 yemek kaşığı hindistancevizi yağı

6 hurma, çekirdekleri çıkarılmış

Talimatlar

Çavdar pullarını, suyu ve hindistancevizi sütünü derin bir tencereye ekleyin; orta-yüksek ateşte kaynatın. Isıyı kaynama noktasına getirin ve 5 ila 6 dakika pişmesine izin verin.

Bir blender veya mutfak robotunda yaban mersinlerini hindistancevizi yağı ve hurmalarla püre haline getirin.

Üç kaseye koyun ve yaban mersinli sosla süsleyin.

Afiyet olsun!

Hindistan Cevizli Sorgum Lapası

(Yaklaşık 15 dakikada hazır | Porsiyon 2)

Porsiyon başına: Kalori: 289; Yağ: 5,1g; Karbonhidrat: 57,8g; Protein: 7.3g

İçindekiler

1/2 bardak sorgum

1 bardak su

1/2 bardak hindistan cevizi sütü

1/4 çay kaşığı rendelenmiş hindistan cevizi

1/4 çay kaşığı öğütülmüş karanfil

1/2 çay kaşığı öğütülmüş tarçın

Tadına göre kaşer tuzu

2 yemek kaşığı agav şurubu

2 yemek kaşığı hindistan cevizi gevreği

Sorgum, su, süt, hindistan cevizi, karanfil, tarçın ve koşer tuzunu bir tencereye koyun; yaklaşık 15 dakika boyunca yavaşça pişirin.

Püreyi servis kaselerine kaşıkla paylaştırın. Üstüne agave şurubu ve hindistan cevizi gevreği ekleyin. Afiyet olsun!

Babamın Aromatik Pilavı

Porsiyon başına: Kalori: 384; Yağ: 11.4g; Karbonhidrat: 60,4g; Protein: 8.3g

İçindekiler

3 yemek kaşığı zeytinyağı

1 çay kaşığı sarımsak, kıyılmış

1 çay kaşığı kurutulmuş kekik

1 çay kaşığı kurutulmuş biberiye

1 defne yaprağı

1 ½ su bardağı beyaz pirinç

2 ½ su bardağı sebze suyu

Tatmak için deniz tuzu ve kırmızı biber

Talimatlar

Bir tencerede zeytinyağını orta derecede yüksek ateşte ısıtın. Sarımsak, kekik, biberiye ve defne yaprağını ekleyin; yaklaşık 1 dakika veya aromatik olana kadar soteleyin.

Pirinç ve et suyunu ekleyin. Kaynatın; hemen ısıyı hafif bir kaynamaya getirin.

Yaklaşık 15 dakika veya tüm sıvı emilene kadar pişirin. Pirinci çatalla kabartın, tuz ve karabiber serpin ve hemen servis yapın.

Afiyet olsun!

Günlük Tuzlu İrmik

(Yaklaşık 35 dakikada hazır | Porsiyon 4)

Porsiyon başına: Kalori: 238; Yağ: 6,5g; Karbonhidrat: 38,7g; Protein: 3.7g

İçindekiler

2 yemek kaşığı vegan tereyağı

1 tatlı soğan, doğranmış

1 çay kaşığı sarımsak, kıyılmış

4 bardak su

1 su bardağı taşlanmış irmik

Tatmak için deniz tuzu ve kırmızı biber

Talimatlar

Bir tencerede vegan tereyağını orta-yüksek ateşte eritin. Sıcakken soğanı yaklaşık 3 dakika veya yumuşayana kadar pişirin.

Sarımsakları ekleyin ve 30 saniye daha veya aromatik hale gelinceye kadar sotelemeye devam edin; rezerve.

Suyu orta derecede yüksek ateşte kaynatın. İrmik, tuz ve karabiberi karıştırın. Isıyı kaynama noktasına getirin, kapağını kapatın ve yaklaşık 30 dakika veya tamamen pişene kadar pişirmeye devam edin.

Sotelediğiniz karışımı ekleyip karıştırın ve sıcak olarak servis yapın. Afiyet olsun!

Yunan Usulü Arpa Salatası

(Yaklaşık 35 dakikada hazır | Porsiyon 4)

Porsiyon başına: Kalori: 378; Yağ: 15,6g; Karbonhidrat: 50g; Protein: 10.7g

İçindekiler

1 su bardağı inci arpa

2 ¾ su bardağı sebze suyu

2 yemek kaşığı elma sirkesi

4 yemek kaşığı sızma zeytinyağı

2 adet biber, çekirdekleri çıkarılmış ve doğranmış

1 arpacık soğanı, doğranmış

2 ons yağda güneşte kurutulmuş domates, doğranmış

1/2 yeşil zeytin, çekirdekleri çıkarılmış ve dilimlenmiş

2 yemek kaşığı taze kişniş, kabaca doğranmış

Arpa ve et suyunu orta-yüksek ateşte kaynatın; şimdi ısıyı kaynama noktasına getirin.

Tüm sıvı emilene kadar yaklaşık 30 dakika kaynamaya devam edin; çatalla kabartın.

Arpayı sirke, zeytinyağı, biber, arpacık soğan, güneşte kurutulmuş domates ve zeytinle karıştırın; iyice birleştirmek için fırlatın.

Taze kişnişle süsleyin ve oda sıcaklığında veya iyice soğutulmuş olarak servis yapın. Eğlence!

Kolay Tatlı Mısır Yemeği Lapası

(Yaklaşık 15 dakikada hazır | Porsiyon 2)

Porsiyon başına: Kalori: 278; Yağ: 12,7g; Karbonhidrat: 37,2g; Protein: 3g

İçindekiler

2 bardak su

1/2 su bardağı mısır unu

1/4 çay kaşığı öğütülmüş yenibahar

1/4 çay kaşığı tuz

2 yemek kaşığı esmer şeker

2 yemek kaşığı badem ezmesi

Talimatlar

Bir tencerede suyu kaynatın; daha sonra yavaş yavaş mısır ununu ekleyin ve ısıyı kaynama noktasına getirin.

Öğütülmüş yenibaharı ve tuzu ekleyin. 10 dakika pişmeye bırakın.

Esmer şekeri ve badem ezmesini ekleyin ve birleştirmek için yavaşça karıştırın. Afiyet olsun!

Annemin Darı Muffinleri

(Yaklaşık 20 dakikada hazır | Porsiyon 8)

Porsiyon başına: Kalori: 367; Yağ: 15,9g; Karbonhidrat: 53,7g; Protein: 6.5g

İçindekiler

2 su bardağı tam buğday unu

1/2 bardak darı

2 çay kaşığı kabartma tozu

1/2 çay kaşığı tuz

1 bardak hindistan cevizi sütü

1/2 bardak hindistan cevizi yağı, eritilmiş

1/2 bardak agav nektarı

1/2 çay kaşığı öğütülmüş tarçın

1/4 çay kaşığı öğütülmüş karanfil

Bir tutam rendelenmiş hindistan cevizi

1/2 su bardağı kuru kayısı, doğranmış

Talimatlar

Fırınınızı önceden 400 derece F'ye ısıtarak başlayın. Muffin kalıbını yapışmaz yağla hafifçe yağlayın.

Bir karıştırma kabında tüm kuru malzemeleri karıştırın. Ayrı bir kapta ıslak malzemeleri karıştırın. Süt karışımını un karışımına karıştırın; Eşit derecede nemli olana kadar karıştırın ve hamurunuzu fazla karıştırmayın.

Kayısıları katlayın ve hamuru hazırlanan muffin kalıplarına kazıyın.

Muffinleri önceden ısıtılmış fırında yaklaşık 15 dakika veya muffininizin ortasına yerleştirilen bir test cihazı kuru ve temiz çıkana kadar pişirin.

Kalıptan çıkarıp servis yapmadan önce tel ızgara üzerinde 10 dakika bekletin. Eğlence!

Zencefil Kahverengi Pirinç

(Yaklaşık 30 dakikada hazır | Porsiyon 4)

Porsiyon başına: Kalori: 318; Yağ: 8.8g; Karbonhidrat: 53,4g; Protein: 5.6g

İçindekiler

1 ½ su bardağı kahverengi pirinç, durulanmış

2 yemek kaşığı zeytinyağı

1 çay kaşığı sarımsak, kıyılmış

1 (1 inç) parça zencefil, soyulmuş ve kıyılmış

1/2 çay kaşığı kimyon tohumu

Tatmak için deniz tuzu ve öğütülmüş karabiber

Talimatlar

Kahverengi pirinci bir tencereye koyun ve üzerini 2 inç soğuk suyla kaplayın. Kaynatın.

Isıyı kaynama noktasına getirin ve yaklaşık 30 dakika veya yumuşayana kadar pişirmeye devam edin.

Bir sote tavasında zeytinyağını orta-yüksek ateşte ısıtın. Sıcakken sarımsak, zencefil ve kimyon tohumlarını aromatik hale gelinceye kadar pişirin.

Sarımsak/zencefil karışımını sıcak pirincin içine karıştırın; tuz ve karabiberle tatlandırıp hemen servis yapın. Afiyet olsun!

Tatlı Yulaf Ezmesi "İrmik"

(Yaklaşık 20 dakikada hazır | Porsiyon 4)

Porsiyon başına: Kalori: 380; Yağ: 11.1g; Karbonhidrat: 59g;
Protein: 14.4g

İçindekiler

1 ½ bardak çelik kesilmiş yulaf, gece boyunca ıslatılmış

1 su bardağı badem sütü

2 bardak su

Bir tutam rendelenmiş hindistan cevizi

Bir tutam öğütülmüş karanfil

Bir tutam deniz tuzu

4 yemek kaşığı badem, kıyılmış

6 hurma, çekirdekleri çıkarılmış ve doğranmış

6 kuru erik, doğranmış

Talimatlar

Derin bir tencerede çelik kesilmiş yulafı, badem sütünü ve suyu kaynatın.

Hindistan cevizini, karanfili ve tuzu ekleyin. Hemen ısıyı kaynama noktasına getirin, kapağını kapatın ve yaklaşık 15 dakika veya yumuşayana kadar pişirmeye devam edin.

Daha sonra irmikleri dört servis kasesine dökün; üzerlerine badem, hurma ve kuru erik ekleyin.

Afiyet olsun!

Kuru İncirli Freekeh Kase

(Yaklaşık 35 dakikada hazır | Porsiyon 2)

Porsiyon başına: Kalori: 458; Yağ: 6,8g; Karbonhidrat: 90g;
Protein: 12.4g

İçindekiler

1/2 bardak freekeh, 30 dakika ıslatılmış, süzülmüş

1 1/3 bardak badem sütü

1/4 çay kaşığı deniz tuzu

1/4 çay kaşığı öğütülmüş karanfil

1/4 çay kaşığı öğütülmüş tarçın

4 yemek kaşığı agav şurubu

2 ons kuru incir, doğranmış

Talimatlar

Freekeh'i, sütü, deniz tuzunu, öğütülmüş karanfilleri ve tarçını bir tencereye koyun. Orta-yüksek ateşte kaynamaya getirin.

Hemen ısıyı 30 ila 35 dakika kadar kaynamaya getirin, eşit pişirme sağlamak için ara sıra karıştırın.

Agav şurubu ve incirleri karıştırın. Yulaf lapasını tek tek kaselere paylaştırıp servis yapın. Afiyet olsun!

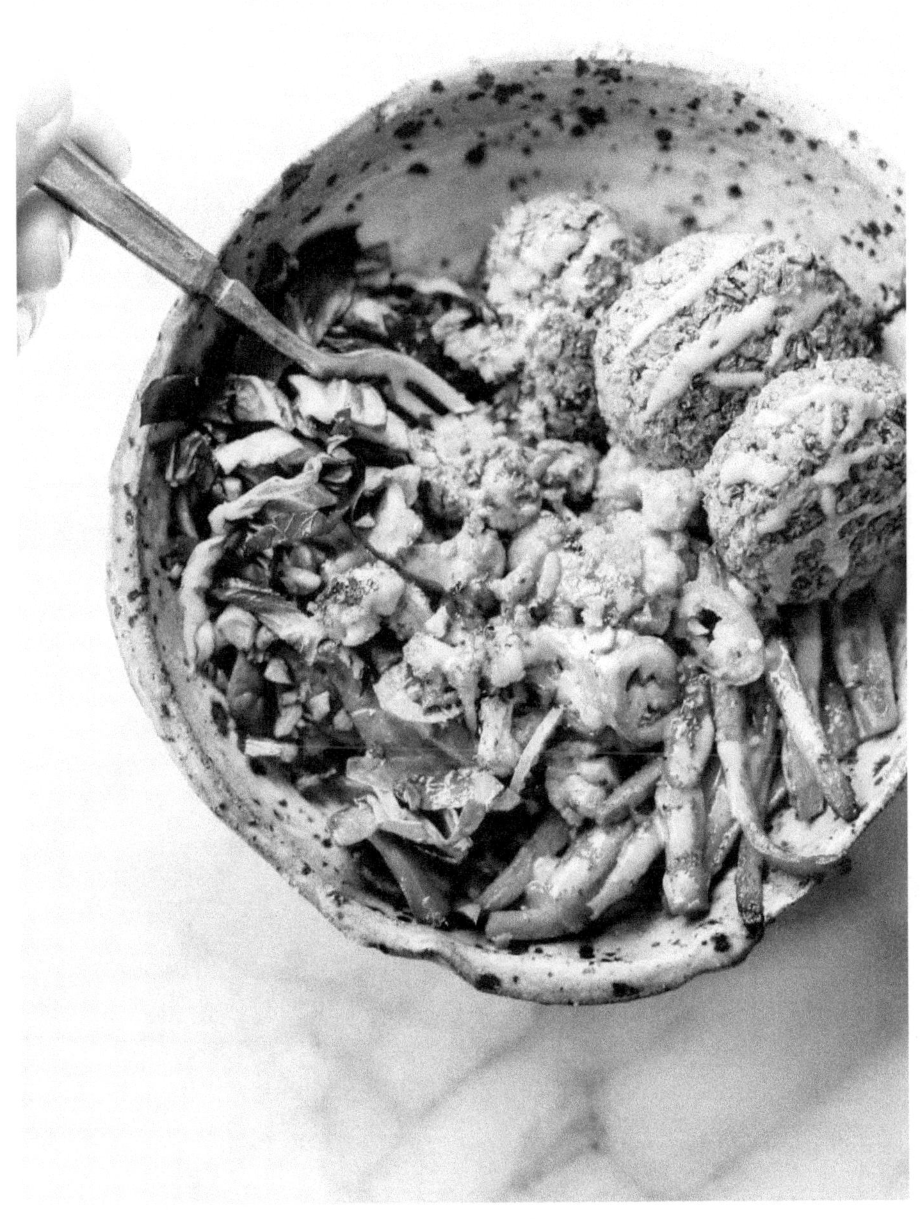

Akçaağaç Şuruplu Mısır Unu Lapası

(Yaklaşık 20 dakikada hazır | Porsiyon 4)

Porsiyon başına: Kalori: 328; Yağ: 4.8g; Karbonhidrat: 63,4g; Protein: 6.6g

İçindekiler

2 bardak su

2 bardak badem sütü

1 tarçın çubuğu

1 vanilya çekirdeği

1 su bardağı sarı mısır unu

1/2 bardak akçaağaç şurubu

Talimatlar

Bir tencerede su ve badem sütünü kaynatın. Tarçın çubuğunu ve vanilya çubuğunu ekleyin.

Sürekli karıştırarak yavaş yavaş mısır unu ekleyin; ısıyı kaynama noktasına getirin. Yaklaşık 15 dakika kaynamaya bırakın.

Akçaağaç şurubunu yulaf lapasının üzerine gezdirin ve sıcak olarak servis yapın. Eğlence!

Akdeniz Usulü Pilav

(Yaklaşık 20 dakikada hazır | Porsiyon 4)

Porsiyon başına: Kalori: 403; Yağ: 12g; Karbonhidrat: 64,1g; Protein: 8.3g

İçindekiler

3 yemek kaşığı vegan tereyağı, oda sıcaklığında

4 yemek kaşığı doğranmış soğan

2 diş sarımsak, kıyılmış

1 defne yaprağı

1 kekik dalı, doğranmış

1 biberiye dalı, doğranmış

1 ½ su bardağı beyaz pirinç

2 su bardağı sebze suyu

1 büyük domates, püresi

Tatmak için deniz tuzu ve öğütülmüş karabiber

2 ons Kalamata zeytini, çekirdekleri çıkarılmış ve dilimlenmiş

Talimatlar

Bir tencerede vegan tereyağını orta derecede yüksek ateşte eritin. Soğanları yaklaşık 2 dakika veya yumuşayana kadar pişirin.

Sarımsak, defne yaprağı, kekik ve biberiyeyi ekleyip yaklaşık 1 dakika veya aroması çıkana kadar sotelemeye devam edin.

Pirinci, et suyunu ve püre haline getirilmiş domatesi ekleyin. Kaynatın; hemen ısıyı hafif bir kaynamaya getirin.

Yaklaşık 15 dakika veya tüm sıvı emilene kadar pişirin. Pirinci çatalla kabartın, tuz ve karabiberle tatlandırın ve zeytinle süsleyin; hemen servis yapın.

Afiyet olsun!

Kıvrımlı Bulgur Krep

(Yaklaşık 50 dakikada hazır | Porsiyon 4)

Porsiyon başına: Kalori: 414; Yağ: 21,8g; Karbonhidrat: 51,8g; Protein: 6.5g

İçindekiler

1/2 su bardağı bulgur buğday unu

1/2 su bardağı badem unu

1 çay kaşığı karbonat

1/2 çay kaşığı ince deniz tuzu

1 su bardağı tam yağlı hindistan cevizi sütü

1/2 çay kaşığı öğütülmüş tarçın

1/4 çay kaşığı öğütülmüş karanfil

4 yemek kaşığı hindistan cevizi yağı

1/2 bardak akçaağaç şurubu

1 büyük boy muz, dilimlenmiş

Talimatlar

Bir karıştırma kabında un, kabartma tozu, tuz, hindistan cevizi sütü, tarçın ve öğütülmüş karanfilleri iyice birleştirin; iyice ıslanması için 30 dakika bekletin.

Az miktarda hindistancevizi yağını bir tavada ısıtın.

Krepleri yüzeyi altın kahverengi olana kadar kızartın. Akçaağaç şurubu ve muzla süsleyin. Afiyet olsun!

Çikolatalı Çavdar Lapası

(Yaklaşık 10 dakikada hazır | Porsiyon 4)

Porsiyon başına: Kalori: 460; Yağ: 13.1g; Karbonhidrat: 72,2g; Protein: 15g

İçindekiler

2 su bardağı çavdar gevreği

2 ½ su bardağı badem sütü

2 ons kurutulmuş kuru erik, doğranmış

2 ons koyu çikolata parçaları

Çavdar pullarını ve badem sütünü derin bir tencereye ekleyin; orta-yüksek ateşte kaynatın. Isıyı kaynama noktasına getirin ve 5 ila 6 dakika pişmesine izin verin.

Isıdan çıkarın. Doğranmış kuru erikleri ve çikolata parçalarını ekleyin, birleştirmek için yavaşça karıştırın.

Servis kaselerine paylaştırıp sıcak olarak servis yapın.

Afiyet olsun!

Otantik Afrika Mielie Yemeği

(Yaklaşık 15 dakikada hazır | Porsiyon 4)

Porsiyon başına: Kalori: 336; Yağ: 15,1g; Karbonhidrat: 47,9g; Protein: 4.1g

İçindekiler

3 bardak su

1 bardak hindistan cevizi sütü

1 su bardağı mısır unu

1/3 çay kaşığı koşer tuzu

1/4 çay kaşığı rendelenmiş hindistan cevizi

1/4 çay kaşığı öğütülmüş karanfil

4 yemek kaşığı akçaağaç şurubu

Talimatlar

Bir tencerede su ve sütü kaynatın; daha sonra yavaş yavaş mısır ununu ekleyin ve ısıyı kaynama noktasına getirin.

Tuz, hindistan cevizi ve karanfilleri ekleyin. 10 dakika pişmeye bırakın.

Akçaağaç şurubunu ekleyin ve birleştirmek için hafifçe karıştırın. Afiyet olsun!

Kuru İncirli Teff Lapası

(Yaklaşık 25 dakikada hazır | Porsiyon 4)

Porsiyon başına: Kalori: 356; Yağ: 12.1g; Karbonhidrat: 56,5g; Protein: 6.8g

İçindekiler

1 bardak tam tahıllı teff

1 bardak su

2 bardak hindistan cevizi sütü

2 yemek kaşığı hindistancevizi yağı

1/2 çay kaşığı öğütülmüş kakule

1/4 çay kaşığı öğütülmüş tarçın

4 yemek kaşığı agav şurubu

7-8 adet doğranmış kuru incir

Talimatlar

Tam tahıllı teffi, suyu ve hindistancevizi sütünü kaynatın.

Isıyı kaynama noktasına getirin ve hindistancevizi yağı, kakule ve tarçını ekleyin.

20 dakika veya tahıl yumuşayana ve yulaf lapası koyulaşana kadar pişmesine izin verin. Agav şurubunu karıştırın ve iyice birleştirmek için karıştırın.

Her servis kasesine doğranmış incirleri ekleyin ve sıcak olarak servis yapın. Afiyet olsun!

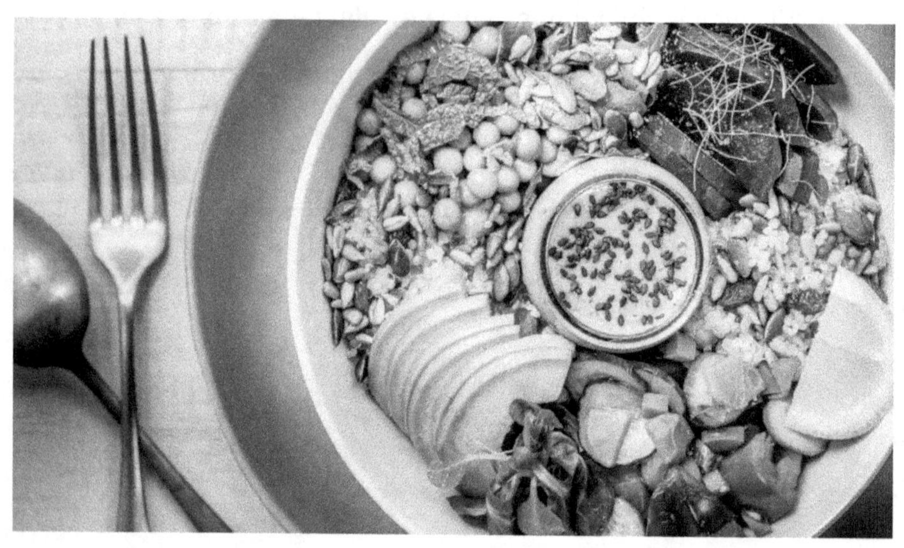

Kayısılı Çöken Ekmek Pudingi

(Yaklaşık 1 saatte hazır | Porsiyon 4)

Porsiyon başına: Kalori: 418; Yağ: 18,8g; Karbonhidrat: 56,9g; Protein: 7.3g

İçindekiler

4 bardak bir günlük ciabatta ekmeği, küp şeklinde

4 yemek kaşığı hindistan cevizi yağı, eritilmiş

2 bardak hindistan cevizi sütü

1/2 su bardağı hindistan cevizi şekeri

4 yemek kaşığı elma püresi

1/4 çay kaşığı öğütülmüş karanfil

1/2 çay kaşığı öğütülmüş tarçın

1 çay kaşığı vanilya özü

1/3 bardak kuru kayısı, doğranmış

Talimatlar

Fırınınızı önceden 360 derece F'ye ısıtarak başlayın. Yapışmaz pişirme spreyi ile güveç kabını hafifçe yağlayın.

Küp şeklinde kesilmiş ekmeği hazırlanan güveç kabına yerleştirin.

Bir karıştırma kabında hindistancevizi yağı, süt, hindistancevizi şekeri, elma püresi, öğütülmüş karanfil, öğütülmüş tarçın ve vanilyayı iyice birleştirin. Muhallebiyi ekmek küplerinin üzerine eşit şekilde dökün; kayısıları katlayın.

Geniş bir spatula ile bastırın ve yaklaşık 15 dakika bekletin.

Önceden ısıtılmış fırında yaklaşık 45 dakika veya üstü altın rengi oluncaya ve sertleşene kadar pişirin. Afiyet olsun!

Chipotle Kişnişli Pilav

(Yaklaşık 25 dakikada hazır | Porsiyon 4)

Porsiyon başına: Kalori: 313; Yağ: 15g; Karbonhidrat: 37,1g; Protein: 5.7g

İçindekiler

4 yemek kaşığı zeytinyağı

1 chipotle biber, çekirdeği çıkarılmış ve doğranmış

1 su bardağı yasemin pirinci

1 ½ su bardağı sebze suyu

1/4 bardak taze kişniş, doğranmış

Tatmak için deniz tuzu ve kırmızı biber

Talimatlar

Bir tencerede zeytinyağını orta derecede yüksek ateşte ısıtın. Biber ve pirinci ekleyin ve yaklaşık 3 dakika veya aromatik hale gelinceye kadar pişirin.

Sebze suyunu tencereye dökün ve kaynatın; hemen ısıyı hafif bir kaynamaya getirin.

Yaklaşık 18 dakika veya tüm sıvı emilene kadar pişirin. Pirinci bir çatalla kabartın, kişniş, tuz ve kırmızı biberi ekleyin; iyice birleşmesi için karıştırın. Afiyet olsun!

Bademli Yulaf Lapası

(Yaklaşık 20 dakikada hazır | Porsiyon 2)

Porsiyon başına: Kalori: 533; Yağ: 13,7g; Karbonhidrat: 85g; Protein: 21.6g

İçindekiler

1 bardak su

2 bardak badem sütü, bölünmüş

1 su bardağı yulaf ezmesi

2 yemek kaşığı hindistan cevizi şekeri

1/2 vanilya özü

1/4 çay kaşığı kakule

1/2 bardak badem, doğranmış

1 muz, dilimlenmiş

Talimatlar

Derin bir tencerede su ve sütü hızlı bir şekilde kaynatın. Yulafları ekleyin, tencerenin kapağını kapatın ve ısıyı orta seviyeye getirin.

Hindistan cevizi şekerini, vanilyayı ve kakuleyi ekleyin. Periyodik olarak karıştırarak yaklaşık 12 dakika pişirmeye devam edin.

Karışımı servis kaselerine dökün; üstüne badem ve muz ekleyin. Afiyet olsun!

Aromatik Darı Kasesi

(Yaklaşık 20 dakikada hazır | Porsiyon 3)

Porsiyon başına: Kalori: 363; Yağ: 6,7g; Karbonhidrat: 63,5g; Protein: 11.6g

İçindekiler

1 bardak su

1 ½ su bardağı hindistan cevizi sütü

1 bardak darı, durulanmış ve süzülmüş

1/4 çay kaşığı kristalize zencefil

1/4 çay kaşığı öğütülmüş tarçın

Bir tutam rendelenmiş hindistan cevizi

Bir tutam Himalaya tuzu

2 yemek kaşığı akçaağaç şurubu

Talimatlar

Suyu, sütü, darıyı, kristalize zencefili, tarçını, hindistan cevizini ve tuzu bir tencereye koyun; kaynatın.

Isıyı kaynama noktasına getirin ve yaklaşık 20 dakika pişmesine izin verin; darıyı bir çatal ve kaşıkla tek tek kaselere kabartın.

Akçaağaç şurubu ile servis yapın. Afiyet olsun!

Harissa Bulgur Kasesi

(Yaklaşık 25 dakikada hazır | Porsiyon 4)

Porsiyon başına: Kalori: 353; Yağ: 15,5g; Karbonhidrat: 48,5g; Protein: 8.4g

İçindekiler

1 su bardağı bulgur

1 ½ su bardağı sebze suyu

2 su bardağı tatlı mısır taneleri, çözülmüş

1 su bardağı konserve barbunya fasulyesi, süzülmüş

1 kırmızı soğan, ince dilimlenmiş

1 diş sarımsak, kıyılmış

Tatmak için deniz tuzu ve öğütülmüş karabiber

1/4 bardak harissa ezmesi

1 yemek kaşığı limon suyu

1 yemek kaşığı beyaz sirke

1/4 su bardağı sızma zeytinyağı

1/4 bardak taze maydanoz yaprağı, kabaca doğranmış

Talimatlar

Derin bir tencerede bulguru ve sebze suyunu kaynama noktasına getirin; üstü kapalı olarak 12 ila 13 dakika pişmesine izin verin.

5-10 dakika kadar bekletin ve bulgurunuzu çatal yardımıyla kabartın.

Pişen bulgura kalan malzemeleri ekleyin; ılık veya oda sıcaklığında servis yapın. Afiyet olsun!

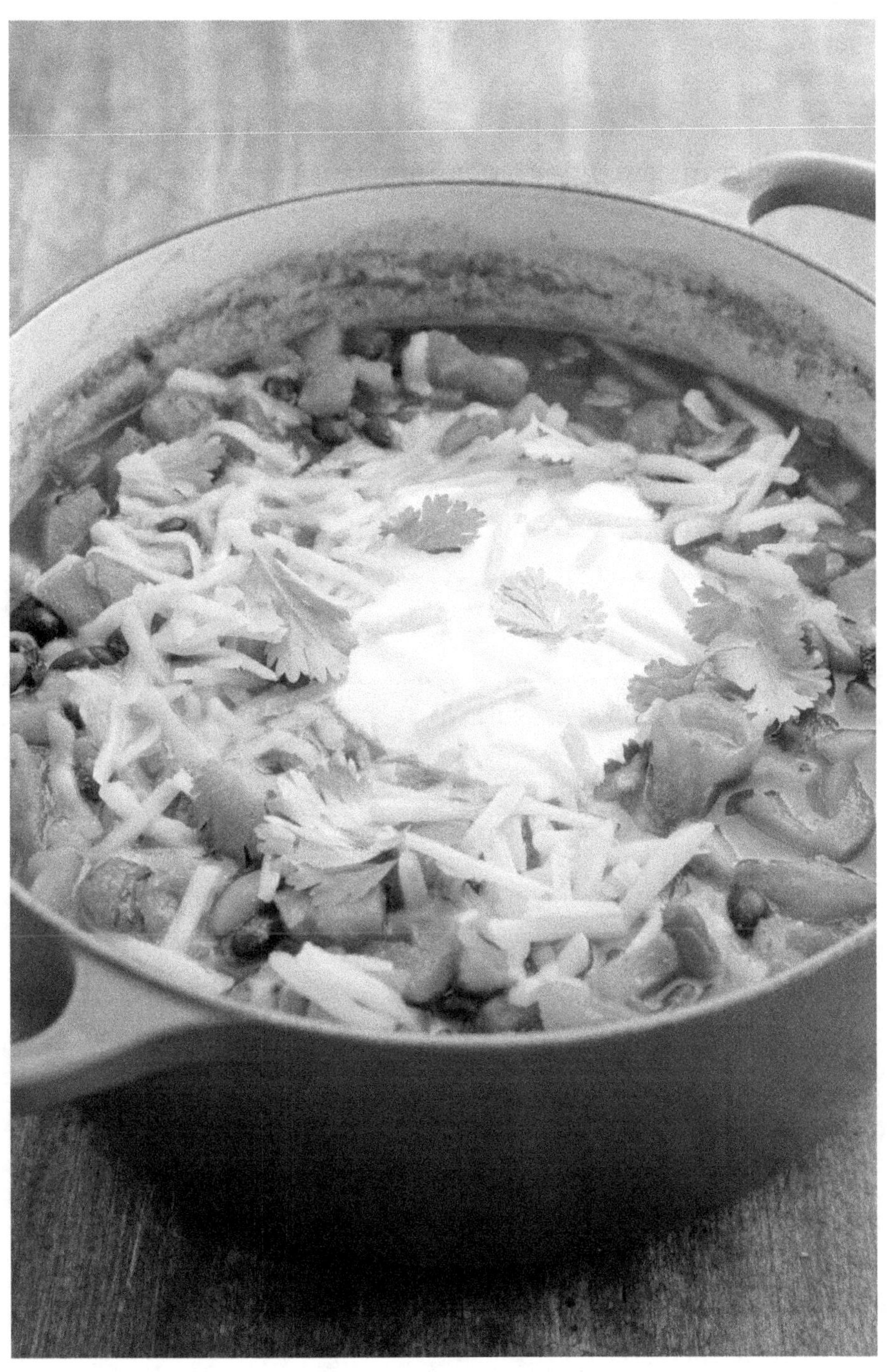

Hindistan cevizli kinoa pudingi

(Yaklaşık 20 dakikada hazır | Porsiyon 3)

Porsiyon başına: Kalori: 391; Yağ: 10.6g; Karbonhidrat: 65,2g; Protein: 11.1g

İçindekiler

1 bardak su

1 bardak hindistan cevizi sütü

1 bardak kinoa

Bir tutam koşer tuzu

Bir tutam öğütülmüş yenibahar

1/2 çay kaşığı tarçın

1/2 çay kaşığı vanilya özü

4 yemek kaşığı agav şurubu

1/2 bardak hindistan cevizi gevreği

Talimatlar

Suyu, hindistancevizi sütünü, kinoayı, tuzu, öğütülmüş yenibaharı, tarçını ve vanilya özünü bir tencereye koyun.

Orta-yüksek ateşte kaynamaya getirin. Isıyı kaynama noktasına getirin ve yaklaşık 20 dakika pişmesine izin verin; çatalla kabartın ve agav şurubunu ekleyin.

Üç servis kasesine bölüştürün ve hindistan ceviziyle süsleyin. Afiyet olsun!

Cremini Mantarlı Risotto

(Yaklaşık 20 dakikada hazır | Porsiyon 3)

Porsiyon başına: Kalori: 513; Yağ: 12,5g; Karbonhidrat: 88g; Protein: 11.7g

İçindekiler

3 yemek kaşığı vegan tereyağı

1 çay kaşığı sarımsak, kıyılmış

1 çay kaşığı kekik

1 pound Cremini mantarı, dilimlenmiş

1 ½ su bardağı beyaz pirinç

2 ½ su bardağı sebze suyu

1/4 bardak kuru şeri şarabı

Tatmak için kaşer tuzu ve öğütülmüş karabiber

3 yemek kaşığı taze soğan, ince dilimlenmiş

Talimatlar

Bir tencerede vegan tereyağını orta derecede yüksek ateşte eritin. Sarımsak ve kekiği yaklaşık 1 dakika veya aroması çıkana kadar pişirin.

Mantarları ekleyin ve sıvıyı bırakana kadar veya yaklaşık 3 dakika sotelemeye devam edin.

Pirinci, sebze suyunu ve şeri şarabını ekleyin. Kaynatın; hemen ısıyı hafif bir kaynamaya getirin.

Yaklaşık 15 dakika veya tüm sıvı emilene kadar pişirin. Pirinci bir çatalla kabartın, tuz ve karabiberle tatlandırın ve taze soğanla süsleyin.

Afiyet olsun!

Renkli Sebzeli Risotto

(Yaklaşık 35 dakikada hazır | Porsiyon 5)

Porsiyon başına: Kalori: 363; Yağ: 7,5g; Karbonhidrat: 66,3g; Protein: 7.7g

İçindekiler

2 yemek kaşığı susam yağı

1 soğan, doğranmış

2 biber, doğranmış

1 yaban havucu, kesilmiş ve doğranmış

1 havuç, kesilmiş ve doğranmış

1 su bardağı brokoli çiçeği

2 diş sarımsak, ince doğranmış

1/2 çay kaşığı öğütülmüş kimyon

2 su bardağı esmer pirinç

Tatmak için deniz tuzu ve karabiber

1/2 çay kaşığı öğütülmüş zerdeçal

2 yemek kaşığı taze kişniş, ince doğranmış

Talimatlar

Susam yağını bir tencerede orta-yüksek ateşte ısıtın.

Sıcakken soğanı, biberi, yaban havucunu, havucu ve brokoliyi aroması çıkana kadar yaklaşık 3 dakika pişirin.

Sarımsak ve öğütülmüş kimyonu ekleyin; Aromatik hale gelinceye kadar 30 saniye daha pişirmeye devam edin.

Kahverengi pirinci bir tencereye koyun ve üzerini 2 inç soğuk suyla kaplayın. Kaynatın. Isıyı kaynama noktasına getirin ve yaklaşık 30 dakika veya yumuşayana kadar pişirmeye devam edin.

Pirinci sebze karışımına karıştırın; tuz, karabiber ve öğütülmüş zerdeçal ile tatlandırın; taze kişnişle süsleyin ve hemen servis yapın. Afiyet olsun!

Cevizli Amarant İrmik

(Yaklaşık 35 dakikada hazır | Porsiyon 4)

Porsiyon başına: Kalori: 356; Yağ: 12g; Karbonhidrat: 51,3g; Protein: 12.2g

İçindekiler

2 bardak su

2 bardak hindistan cevizi sütü

1 bardak amaranth

1 tarçın çubuğu

1 vanilya çekirdeği

4 yemek kaşığı akçaağaç şurubu

4 yemek kaşığı ceviz, kıyılmış

Talimatlar

Suyu ve hindistancevizi sütünü orta-yüksek ateşte kaynatın; amaranth, tarçın ve vanilyayı ekleyin ve ısıyı kaynama noktasına getirin.

Amarantın tavanın dibine yapışmasını önlemek için periyodik olarak karıştırarak yaklaşık 30 dakika pişmesine izin verin.

Üzerine akçaağaç şurubu ve ceviz ekleyin. Afiyet olsun!

Yabani Mantarlı Arpa Pilavı

(Yaklaşık 45 dakikada hazır | Porsiyon 4)

Porsiyon başına: Kalori: 288; Yağ: 7,7g; Karbonhidrat: 45,3g; Protein: 12.1g

İçindekiler

2 yemek kaşığı vegan tereyağı

1 küçük soğan, doğranmış

1 çay kaşığı sarımsak, kıyılmış

1 jalapeno biber, çekirdeği çıkarılmış ve kıyılmış

1 pound yabani mantar, dilimlenmiş

1 su bardağı orta boy inci arpa, durulanmış

2 ¾ su bardağı sebze suyu

Talimatlar

Vegan tereyağını bir tencerede orta-yüksek ateşte eritin.

Sıcakken soğanı yumuşayana kadar yaklaşık 3 dakika pişirin.

Sarımsak, jalapeno biberi ve mantarları ekleyin; 2 dakika veya aromatik hale gelene kadar sotelemeye devam edin.

Arpa ve et suyunu ekleyin, kapağını kapatın ve yaklaşık 30 dakika pişmeye devam edin. Tüm sıvı emildikten sonra arpanın yaklaşık 10 dakika dinlenmesine izin verin ve bir çatalla kabartın.

Baharatları tadın ve ayarlayın. Afiyet olsun!

Tatlı Mısır Ekmeği Muffinleri

(Yaklaşık 30 dakikada hazır | Porsiyon 8)

Porsiyon başına: Kalori: 311; Yağ: 13,7g; Karbonhidrat: 42,3g; Protein: 4.5g

İçindekiler

1 fincan çok amaçlı un

1 su bardağı sarı mısır unu

1 çay kaşığı kabartma tozu

1 çay kaşığı karbonat

1 çay kaşığı koşer tuzu

1/2 su bardağı şeker

1/2 çay kaşığı öğütülmüş tarçın

1 1/2 bardak badem sütü

1/2 bardak vegan tereyağı, eritilmiş

2 yemek kaşığı elma püresi

Talimatlar

Fırınınızı önceden 420 derece F'ye ısıtarak başlayın. Şimdi muffin kalıbına yapışmaz pişirme spreyi sıkın.

Bir karıştırma kabında un, mısır unu, kabartma tozu, kabartma tozu, tuz, şeker ve tarçını iyice birleştirin.

Topaklanmayı önlemek için sürekli karıştırarak yavaş yavaş süt, tereyağı ve elma püresini ekleyin.

Hazırlanan muffin kalıbına hamuru kazıyın. Muffinlerinizi yaklaşık 25 dakika veya ortasına yerleştirilen bir test cihazı kuru ve temiz çıkana kadar pişirin.

Kalıptan çıkarıp servis yapmadan önce 5 dakika dinlenmeleri için tel rafa aktarın. Afiyet olsun!

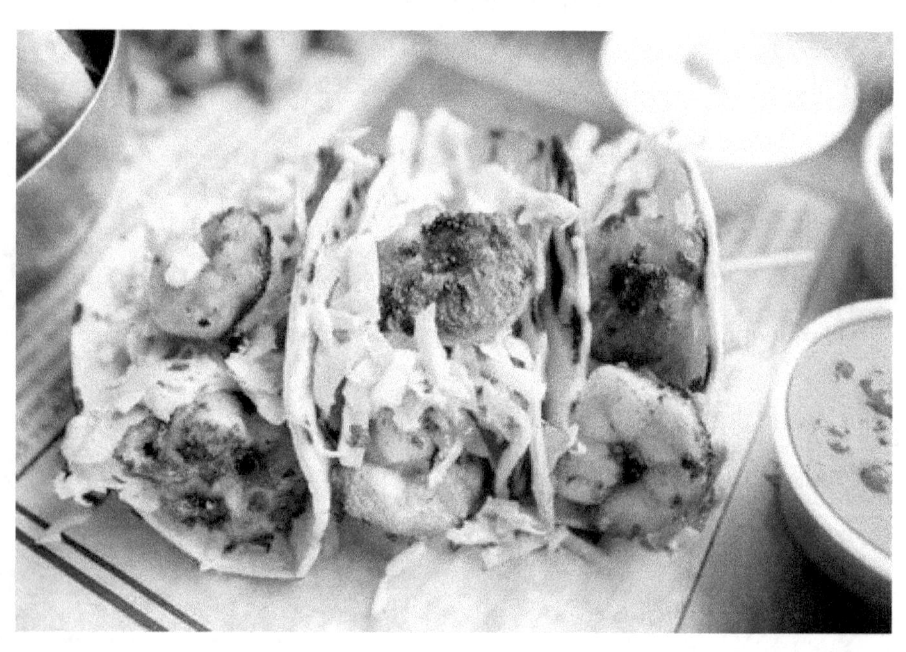

Kuru İncirli Aromatik Sütlaç

(Yaklaşık 45 dakikada hazır | Porsiyon 4)

Porsiyon başına: Kalori: 407; Yağ: 7,5g; Karbonhidrat: 74,3g; Protein: 10.7g

İçindekiler

2 bardak su

1 su bardağı orta taneli beyaz pirinç

3 ½ su bardağı hindistan cevizi sütü

1/2 su bardağı hindistan cevizi şekeri

1 tarçın çubuğu

1 vanilya çekirdeği

1/2 bardak kuru incir, doğranmış

4 yemek kaşığı hindistan cevizi, kıyılmış

Talimatlar

Bir tencerede, orta-yüksek ateşte suyu kaynatın. Hemen ateşi kısın, pirinci ekleyin ve yaklaşık 20 dakika pişmeye bırakın.

Sütü, şekeri ve baharatları ekleyip, pirincin tavaya yapışmasını önlemek için sürekli karıştırarak 20 dakika daha pişirmeye devam edin.

Üzerine kuru incir ve hindistan cevizi serpin; Pudinginizi ılık veya oda sıcaklığında servis edin. Afiyet olsun!

Potage veya Quinoa

(Yaklaşık 25 dakikada hazır | Porsiyon 4)

Porsiyon başına: Kalori: 466; Yağ: 11.1g; Karbonhidrat: 76g; Protein: 16.1g

İçindekiler

2 yemek kaşığı zeytinyağı

1 soğan, doğranmış

4 orta boy patates, soyulmuş ve doğranmış

1 havuç, kesilmiş ve doğranmış

1 yaban havucu, kesilmiş ve doğranmış

1 jalapeno biber, çekirdeği çıkarılmış ve doğranmış

4 su bardağı sebze suyu

1 bardak kinoa

Tatmak için deniz tuzu ve öğütülmüş beyaz biber

Talimatlar

Ağır dipli bir tencerede zeytinyağını orta-yüksek ateşte ısıtın. Soğanı, patatesi, havucu, yaban havucunu ve biberi yaklaşık 5 dakika veya yumuşayana kadar soteleyin.

Sebze suyunu ve kinoayı ekleyin; kaynatın.

Hemen ısıyı yaklaşık 15 dakika veya kinoa yumuşayana kadar kaynama noktasına getirin.

Tatmak için tuz ve karabiber ekleyin. Bir daldırma blenderi ile çorbanızı püre haline getirin. Servis yapmadan hemen önce çorbayı tekrar ısıtın ve tadını çıkarın!

Bademli Sorgum Kasesi

(Yaklaşık 15 dakikada hazır | Porsiyon 4)

Porsiyon başına: Kalori: 384; Yağ: 14,7g; Karbonhidrat: 54,6g; Protein: 13.9g

İçindekiler

1 bardak sorgum

3 su bardağı badem sütü

Bir tutam deniz tuzu

Bir tutam rendelenmiş hindistan cevizi

1/2 çay kaşığı öğütülmüş tarçın

1/4 çay kaşığı öğütülmüş kakule

1 çay kaşığı kristalize zencefil

4 yemek kaşığı esmer şeker

4 yemek kaşığı badem, kıyılmış

Sorgum, badem sütü, tuz, hindistan cevizi, tarçın, kakule ve kristalize zencefili bir tencereye koyun; yaklaşık 15 dakika boyunca yavaşça pişirin.

Esmer şekeri ekleyin, karıştırın ve yulaf lapasını servis kaselerine kaşıklayın.

Üzerine badem serpin ve hemen servis yapın. Afiyet olsun!

Üzümlü Bulgur Muffin

(Yaklaşık 20 dakikada hazır | Porsiyon 6)

Porsiyon başına: Kalori: 306; Yağ: 12.1g; Karbonhidrat: 44,6g; Protein: 6.1g

İçindekiler

1 su bardağı bulgur, pişmiş

4 yemek kaşığı hindistan cevizi yağı, eritilmiş

1 çay kaşığı kabartma tozu

1 çay kaşığı karbonat

2 yemek kaşığı keten yumurtası

1 ¼ bardak çok amaçlı un

1/2 su bardağı hindistan cevizi unu

1 bardak hindistan cevizi sütü

4 yemek kaşığı esmer şeker

1/2 bardak kuru üzüm, paketlenmiş

Talimatlar

Fırınınızı önceden 420 derece F'ye ısıtarak başlayın. Muffin kalıbına yapışmaz yemeklik yağ serpin.

Tüm kuru malzemeleri iyice birleştirin. Pişen bulguru ekleyin.

Başka bir kapta tüm ıslak malzemeleri çırpın; ıslak karışımı bulgurlu karışıma ekleyin; kuru üzümleri katlayın.

Her şey iyice birleşene kadar karıştırın, ancak fazla karıştırmayın; Hazırladığınız muffin içerisine hamuru kaşıkla dökün.

Şimdi muffinlerinizi yaklaşık 16 dakika veya test cihazı kuru ve temiz çıkana kadar pişirin. Afiyet olsun!

Eski Usul Pilav

(Yaklaşık 45 dakikada hazır | Porsiyon 4)

Porsiyon başına: Kalori: 532; Yağ: 11.4g; Karbonhidrat: 93g; Protein: 16.3g

İçindekiler

2 yemek kaşığı susam yağı

1 arpacık soğanı, dilimlenmiş

2 adet biber, çekirdekleri çıkarılmış ve dilimlenmiş

3 diş sarımsak, kıyılmış

10 ons istiridye mantarı, temizlenmiş ve dilimlenmiş

2 su bardağı esmer pirinç

2 domates, püresi

2 su bardağı sebze suyu

Tatmak için tuz ve karabiber

1 su bardağı tatlı mısır taneleri

1 su bardağı yeşil bezelye

Talimatlar

Susam yağını bir tencerede orta-yüksek ateşte ısıtın.

Sıcakken, arpacık soğanı ve biberleri yumuşayana kadar yaklaşık 3 dakika pişirin.

Sarımsak ve istiridye mantarlarını ekleyin; Aromatik hale gelinceye kadar 1 dakika kadar sotelemeye devam edin.

Hafif yağlanmış bir güveç kabına mantarlı karışımın akıttığı pirinci, domatesi, et suyunu, tuzu, karabiberi, mısırı ve bezelyeyi yerleştirin.

20 dakika sonra karıştırarak, yaklaşık 40 dakika boyunca 375 derece F'de üstü kapalı olarak pişirin. Afiyet olsun!

Za'atar'lı Freekeh Salatası

(Yaklaşık 35 dakikada hazır | Porsiyon 4)

Porsiyon başına: Kalori: 352; Yağ: 17,1g; Karbonhidrat: 46,3g; Protein: 8g

İçindekiler

1 bardak freekeh

2 ½ su bardağı su

1 su bardağı üzüm domates, yarıya bölünmüş

2 adet biber, çekirdekleri çıkarılmış ve dilimlenmiş

1 habanero biber, çekirdeği çıkarılmış ve dilimlenmiş

1 soğan, ince dilimlenmiş

2 yemek kaşığı taze kişniş, doğranmış

2 yemek kaşığı taze maydanoz, doğranmış

2 ons yeşil zeytin, çekirdeği çıkarılmış ve dilimlenmiş

1/4 su bardağı sızma zeytinyağı

2 yemek kaşığı limon suyu

1 çay kaşığı şarküteri hardalı

1 çay kaşığı za'atar

Tatmak için deniz tuzu ve öğütülmüş karabiber

Talimatlar

Freekeh'i ve suyu bir tencereye koyun. Orta-yüksek ateşte kaynamaya getirin.

Hemen ısıyı 30 ila 35 dakika kadar kaynamaya getirin, eşit pişirme sağlamak için ara sıra karıştırın. Tamamen soğumasını bekleyin.

Pişmiş freekeyi kalan malzemelerle karıştırın. İyice birleştirmek için fırlatın.

Afiyet olsun!

Sebze Amaranth Çorbası

(Yaklaşık 30 dakikada hazır | Porsiyon 4)

Porsiyon başına: Kalori: 196; Yağ: 8,7g; Karbonhidrat: 26,1g; Protein: 4.7g

İçindekiler

2 yemek kaşığı zeytinyağı

1 küçük arpacık soğanı, doğranmış

1 havuç, kesilmiş ve doğranmış

1 yaban havucu, kesilmiş ve doğranmış

1 su bardağı sarı kabak, soyulmuş ve doğranmış

1 çay kaşığı rezene tohumu

1 çay kaşığı kereviz tohumu

1 çay kaşığı zerdeçal tozu

1 adet defne defnesi

1/2 bardak amaranth

2 su bardağı kremalı kereviz çorbası

2 bardak su

2 bardak karalahana, parçalara ayrılmış

Tatmak için deniz tuzu ve öğütülmüş karabiber

Talimatlar

Ağır dipli bir tencerede zeytinyağını cızırdayana kadar ısıtın. Sıcakken arpacık soğanı, havuç, yaban havucu ve kabağı 5 dakika veya yumuşayana kadar soteleyin.

Daha sonra rezene tohumlarını, kereviz tohumlarını, zerdeçal tozunu ve defne yaprağını aromatik hale gelene kadar yaklaşık 30 saniye soteleyin.

Amarantı, çorbayı ve suyu ekleyin. Isıyı kaynama noktasına getirin. Kapağını kapatıp 15 ila 18 dakika pişmeye bırakın.

Daha sonra karalahanayı ekleyip tuz ve karabiberle tatlandırıp 5 dakika daha kaynatmaya devam edin. Eğlence!

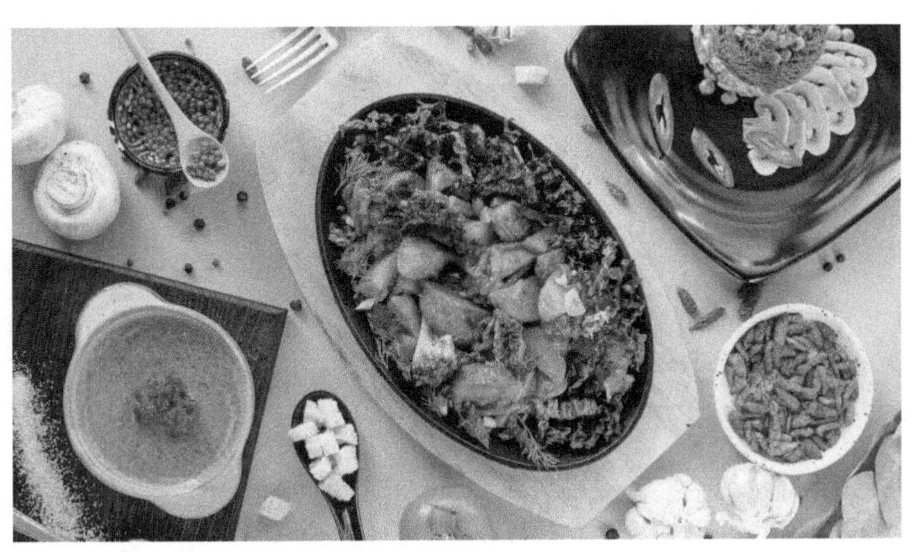

Mantarlı ve Nohutlu Polenta

(Yaklaşık 25 dakikada hazır | Porsiyon 4)

Porsiyon başına: Kalori: 488; Yağ: 12,2g; Karbonhidrat: 71g; Protein: 21.4g

İçindekiler

3 su bardağı sebze suyu

1 su bardağı sarı mısır unu

2 yemek kaşığı zeytinyağı

1 soğan, doğranmış

1 dolmalık biber, çekirdeği çıkarılmış ve dilimlenmiş

1 pound Cremini mantarı, dilimlenmiş

2 diş sarımsak, kıyılmış

1/2 bardak kuru beyaz şarap

1/2 su bardağı sebze suyu

Tadına göre kaşer tuzu ve taze çekilmiş karabiber

1 çay kaşığı kırmızı biber

1 su bardağı konserve nohut, süzülmüş

Talimatlar

Orta boy bir tencerede, sebze suyunu orta-yüksek ateşte kaynatın. Şimdi topaklanmayı önlemek için sürekli karıştırarak mısır unu ekleyin.

Isıyı kaynama noktasına kadar azaltın. Karışım kalınlaşana kadar yaklaşık 18 dakika boyunca periyodik olarak çırparak kaynamaya devam edin.

Bu arada zeytinyağını bir tencerede orta derecede yüksek ateşte ısıtın. Soğanı ve biberi yaklaşık 3 dakika ya da yumuşayana ve hoş kokulu olana kadar pişirin.

Mantarları ve sarımsakları ekleyin; Şarabı ve et suyunu yavaş yavaş ekleyerek 4 dakika daha veya tamamen pişene kadar sotelemeye devam edin. Tuz, karabiber ve kırmızı biberle tatlandırın. Nohutları karıştırın.

Mantar karışımını polentanızın üzerine dökün ve sıcak olarak servis yapın. Afiyet olsun!

Avokado ve Fasulyeli Teff Salatası

(Yaklaşık 20 dakika içinde hazır + soğuma süresi | Porsiyon 2)

Porsiyon başına: Kalori: 463; Yağ: 21,2g; Karbonhidrat: 58,9g; Protein: 13.1g

İçindekiler

2 bardak su

1/2 bardak teff tanesi

1 çay kaşığı taze limon suyu

3 yemek kaşığı vegan mayonez

1 çay kaşığı şarküteri hardalı

1 küçük avokado, çekirdeği çıkarılmış, soyulmuş ve dilimlenmiş

1 küçük kırmızı soğan, ince dilimlenmiş

1 küçük İran salatalığı, dilimlenmiş

1/2 bardak konserve barbunya fasulyesi, süzülmüş

2 su bardağı bebek ıspanak

Talimatlar

Derin bir tencerede suyu yüksek ateşte kaynatın. Teff tanesini ekleyin ve ısıyı kaynama noktasına getirin.

Yaklaşık 20 dakika veya yumuşayana kadar üstü kapalı olarak pişirmeye devam edin. Tamamen soğumasını bekleyin.

Kalan malzemeleri ekleyin ve birleştirmek için fırlatın. Oda sıcaklığında servis yapın. Afiyet olsun!

Cevizli Gecelik Yulaf Ezmesi

(Yaklaşık 5 dakika içinde hazır + soğuma süresi | Porsiyon 3)

Porsiyon başına: Kalori: 423; Yağ: 16,8g; Karbonhidrat: 53,1g; Protein: 17.3g

İçindekiler

1 su bardağı eski moda yulaf

3 yemek kaşığı chia tohumu

1 ½ su bardağı hindistan cevizi sütü

3 çay kaşığı agave şurubu

1 çay kaşığı vanilya özü

1/2 çay kaşığı öğütülmüş tarçın

3 yemek kaşığı ceviz, kıyılmış

Bir tutam tuz

Bir tutam rendelenmiş hindistan cevizi

Talimatlar

Malzemeleri üç cam kavanoza bölün.

İyice birleşmesi için örtün ve sallayın. Buzdolabınızda bir gece bekletin.

Servis yapmadan önce biraz daha süt ekleyebilirsiniz. Eğlence!

Havuç Enerji Topları

(Yaklaşık 10 dakika içinde hazır + soğuma süresi | Porsiyon 8)

Porsiyon başına: Kalori: 495; Yağ: 21,1g; Karbonhidrat: 58,4g; Protein: 22.1g

İçindekiler

1 büyük havuç, rendelenmiş havuç

1 ½ su bardağı eski moda yulaf

1 bardak kuru üzüm

1 bardak hurma, yazık

1 su bardağı hindistan cevizi gevreği

1/4 çay kaşığı öğütülmüş karanfil

1/2 çay kaşığı öğütülmüş tarçın

Talimatlar

Mutfak robotunuzda, tüm malzemeleri yapışkan ve homojen bir karışım oluşana kadar çalıştırın.

Hamuru eşit toplar halinde şekillendirin.

Servis yapmaya hazır olana kadar buzdolabınıza koyun. Afiyet olsun!

Çıtır Tatlı Patates Lokmaları

(Yaklaşık 25 dakika içinde hazır + soğuma süresi | Porsiyon 4)

Porsiyon başına: Kalori: 215; Yağ: 4,5g; Karbonhidrat: 35g;
Protein: 8.7g

İçindekiler

4 tatlı patates, soyulmuş ve rendelenmiş

2 chia yumurtası

1/4 bardak besin mayası

2 yemek kaşığı tahin

2 yemek kaşığı nohut unu

1 çay kaşığı arpacık soğanı tozu

1 çay kaşığı sarımsak tozu

1 çay kaşığı kırmızı biber

Tatmak için deniz tuzu ve öğütülmüş karabiber

Talimatlar

Fırınınızı önceden 395 derece F'ye ısıtarak başlayın. Bir fırın tepsisini parşömen kağıdı veya Silpat mat ile kaplayın.

Her şey iyice birleşene kadar tüm malzemeleri iyice birleştirin.

Hamuru eşit toplar halinde yuvarlayın ve yaklaşık 1 saat buzdolabınıza koyun.

Bu topları yaklaşık 25 dakika pişirin ve pişirme süresinin yarısında ters çevirin. Afiyet olsun!

Kavrulmuş Sırlı Bebek Havuç

(Yaklaşık 30 dakikada hazır | 6 porsiyon)

Porsiyon başına: Kalori: 165; Yağ: 10.1g; Karbonhidrat: 16,5g; Protein: 1.4g

İçindekiler

2 kilo bebek havuç

1/4 su bardağı zeytinyağı

1/4 su bardağı elma sirkesi

1/2 çay kaşığı kırmızı biber gevreği

Tatlandırmak için deniz tuzu ve taze çekilmiş karabiber

1 yemek kaşığı agave şurubu

2 yemek kaşığı soya sosu

1 yemek kaşığı taze kişniş, kıyılmış

Talimatlar

Fırınınızı 395 derece F'ye önceden ısıtarak başlayın.

Daha sonra havuçları zeytinyağı, sirke, kırmızı biber, tuz, karabiber, agav şurubu ve soya sosuyla karıştırın.

Tavayı bir veya iki kez çevirerek havuçları yaklaşık 30 dakika kızartın. Taze kişniş ile süsleyip servis yapın. Afiyet olsun!

Fırında Pişmiş Karalahana Cipsi

(Yaklaşık 20 dakikada hazır | Porsiyon 8)

Porsiyon başına: Kalori: 65; Yağ: 3,9g; Karbonhidrat: 5,3g; Protein: 2.4g

İçindekiler

2 demet lahana, yaprakları ayrılmış

2 yemek kaşığı zeytinyağı

1/2 çay kaşığı hardal tohumu

1/2 çay kaşığı kereviz tohumu

1/2 çay kaşığı kurutulmuş kekik

1/4 çay kaşığı öğütülmüş kimyon

1 çay kaşığı sarımsak tozu

Tatmak için kaba deniz tuzu ve öğütülmüş karabiber

Talimatlar

Fırınınızı önceden 340 derece F'ye ısıtarak başlayın. Bir fırın tepsisini parşömen kağıdı veya Silpat mar ile kaplayın.

İyice kaplanana kadar lahana yapraklarını kalan malzemelerle birlikte atın.

Tavayı bir veya iki kez çevirerek önceden ısıtılmış fırında yaklaşık 13 dakika pişirin. Afiyet olsun!

Peynirli Kaju Sosu

(Yaklaşık 10 dakikada hazır | Porsiyon 8)

Porsiyon başına: Kalori: 115; Yağ: 8,6g; Karbonhidrat: 6,6g; Protein: 4.4g

İçindekiler

1 su bardağı çiğ kaju fıstığı

1 limon, taze sıkılmış

2 yemek kaşığı tahin

2 yemek kaşığı besin mayası

1/2 çay kaşığı zerdeçal tozu

1/2 çay kaşığı kırmızı biber gevreği, ezilmiş

Tatmak için deniz tuzu ve öğütülmüş karabiber

Talimatlar

Tüm malzemeleri mutfak robotunuzun haznesine yerleştirin. Üniform, kremsi ve pürüzsüz olana kadar karıştırın. Gerektiğinde inceltmek için bir miktar su ekleyebilirsiniz.

Sosu servis kasesine dökün; sebzeli çubuklar, cipsler veya krakerlerle servis yapın.

Afiyet olsun!

Biberli Humus Sosu

(Yaklaşık 10 dakikada hazır | 10 porsiyon)

Porsiyon başına: Kalori: 155; Yağ: 7,9g; Karbonhidrat: 17,4g; Protein: 5.9g

İçindekiler

20 ons konserve veya haşlanmış nohut, süzülmüş

1/4 su bardağı tahin

2 diş sarımsak, kıyılmış

2 yemek kaşığı taze sıkılmış limon suyu

1/2 su bardağı nohut sıvısı

2 adet közlenmiş kırmızı biber, çekirdekleri çıkarılmış ve dilimlenmiş

1/2 çay kaşığı kırmızı biber

1 çay kaşığı kurutulmuş fesleğen

Tatmak için deniz tuzu ve öğütülmüş karabiber

2 yemek kaşığı zeytinyağı

Talimatlar

Yağ hariç tüm malzemeleri blender veya mutfak robotunuzda istediğiniz kıvama gelinceye kadar karıştırın.

Servis yapmaya hazır olana kadar buzdolabınıza koyun.

İstenirse kızarmış pide dilimleri veya cips ile servis yapın. Afiyet olsun!

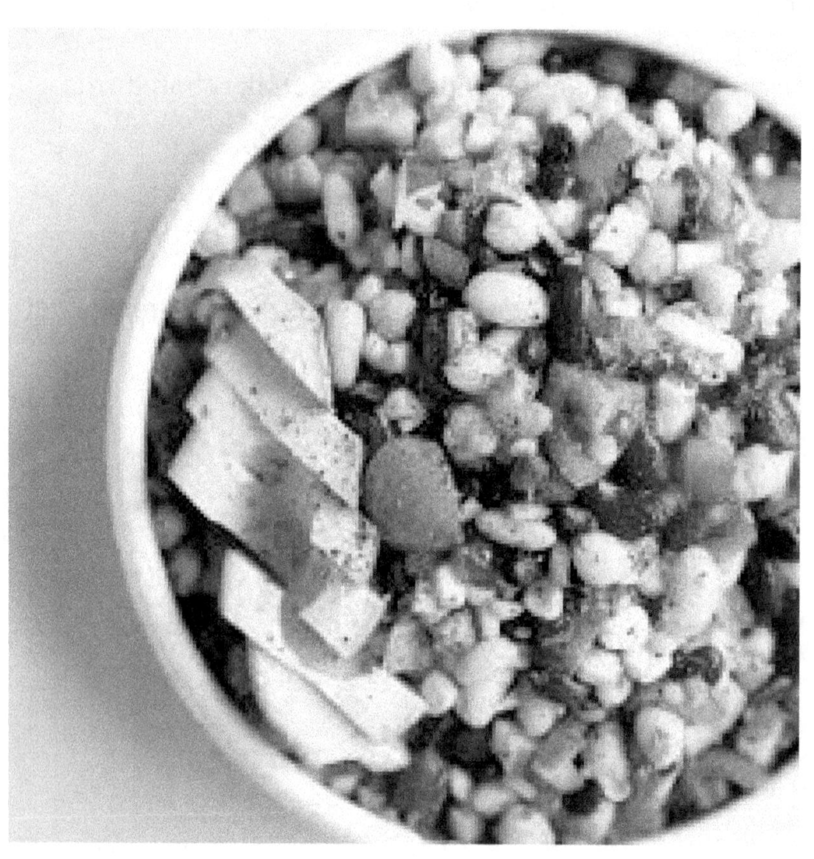

Geleneksel Lübnan Mutabal

(Yaklaşık 10 dakikada hazır | 6 porsiyon)

Porsiyon başına: Kalori: 115; Yağ: 7,8g; Karbonhidrat: 9,8g; Protein: 2.9g

İçindekiler

1 kiloluk patlıcan

1 soğan, doğranmış

1 yemek kaşığı sarımsak ezmesi

4 yemek kaşığı tahin

1 yemek kaşığı hindistancevizi yağı

2 yemek kaşığı limon suyu

1/2 çay kaşığı öğütülmüş kişniş

1/4 bardak öğütülmüş karanfil

1 çay kaşığı kırmızı biber gevreği

1 çay kaşığı közlenmiş biber

Tatmak için deniz tuzu ve öğütülmüş karabiber

Talimatlar

Patlıcanı kabuğu siyahlaşana kadar kızartın; patlıcanları soyun ve mutfak robotunuzun kasesine aktarın.

Geriye kalan malzemeleri ekleyin. Her şey iyice birleşene kadar karıştırın.

İstenirse crostini veya pide ekmeği ile servis yapın. Afiyet olsun!

Hint Usulü Kavrulmuş Leblebi

(Yaklaşık 10 dakikada hazır | Porsiyon 8)

Porsiyon başına: Kalori: 223; Yağ: 6,4g; Karbonhidrat: 32,2g; Protein: 10.4g

İçindekiler

2 su bardağı konserve nohut, süzülmüş

2 yemek kaşığı zeytinyağı

1/2 çay kaşığı sarımsak tozu

1/2 çay kaşığı kırmızı biber

1 çay kaşığı köri tozu

1 çay kaşığı garam masala

Tatmak için deniz tuzu ve kırmızı biber

Talimatlar

Nohutları kağıt havlu kullanarak kurulayın. Nohutların üzerine zeytinyağını gezdirin.

Nohutları önceden ısıtılmış fırında 400 derece F'de yaklaşık 25 dakika kadar bir veya iki kez fırlatarak kızartın.

Nohutlarınızı baharatlarla karıştırın ve tadını çıkarın!

Tahin Soslu Avokado

(Yaklaşık 10 dakikada hazır | Porsiyon 4)

Porsiyon başına: Kalori: 304; Yağ: 25,7g; Karbonhidrat: 17,6g; Protein: 6g

İçindekiler

2 adet büyük boy avokado, çekirdeği çıkarılmış ve ikiye bölünmüş

4 yemek kaşığı tahin

4 yemek kaşığı soya sosu

1 yemek kaşığı limon suyu

1/2 çay kaşığı kırmızı biber gevreği

Tatmak için deniz tuzu ve öğütülmüş karabiber

1 çay kaşığı sarımsak tozu

Talimatlar

Avokado yarımlarını servis tabağına yerleştirin.

Tahin, soya sosu, limon suyu, kırmızı biber, tuz, karabiber ve sarımsak tozunu küçük bir kapta karıştırın. Sosu avokado yarımlarına bölün.

Afiyet olsun!

Tatlı Patates Tater Tots

(Yaklaşık 25 dakika içinde hazır + soğuma süresi | Porsiyon 4)

Porsiyon başına: Kalori: 232; Yağ: 7,1g; Karbonhidrat: 37g; Protein: 8.4g

İçindekiler

1 ½ pound tatlı patates, rendelenmiş

2 chia yumurtası

1/2 su bardağı sade un

1/2 bardak ekmek kırıntısı

3 yemek kaşığı humus

Tatmak için deniz tuzu ve karabiber

1 yemek kaşığı zeytinyağı

1/2 bardak salsa sosu

Talimatlar

Fırınınızı önceden 395 derece F'ye ısıtarak başlayın. Bir fırın tepsisini parşömen kağıdı veya Silpat mat ile kaplayın.

Salsa hariç tüm malzemeleri, her şey iyice birleşene kadar iyice birleştirin.

Hamuru eşit toplar halinde yuvarlayın ve yaklaşık 1 saat buzdolabınıza koyun.

Bu topları yaklaşık 25 dakika pişirin ve pişirme süresinin yarısında ters çevirin. Afiyet olsun!

Közlenmiş Biber ve Domates Sosu

(Yaklaşık 35 dakikada hazır | Porsiyon 10)

Porsiyon başına: Kalori: 90; Yağ: 5,7g; Karbonhidrat: 8,5g; Protein: 1.9g

İçindekiler

4 adet kırmızı biber

4 domates

4 yemek kaşığı zeytinyağı

1 kırmızı soğan, doğranmış

4 diş sarımsak

4 ons konserve garbanzo fasulyesi, süzülmüş

Tatmak için deniz tuzu ve öğütülmüş karabiber

Talimatlar

Fırınınızı 400 derece F'ye önceden ısıtarak başlayın.

Biberleri ve domatesleri parşömen kaplı bir fırın tepsisine yerleştirin. Yaklaşık 30 dakika pişirin; Biberleri soyun ve közlenmiş domateslerle birlikte mutfak robotunuza aktarın.

Bu arada bir tavada 2 yemek kaşığı zeytinyağını orta-yüksek ateşte ısıtın. Soğanı ve sarımsağı yaklaşık 5 dakika veya yumuşayana kadar soteleyin.

Sotelediğiniz sebzeleri mutfak robotunuza ekleyin. Nohutu, tuzu, karabiberi ve kalan zeytinyağını ekleyin; kremsi ve pürüzsüz olana kadar işlem yapın.

Afiyet olsun!

Klasik Parti Karışımı

(Yaklaşık 1 saat 5 dakikada hazır | Porsiyon 15)

Porsiyon başına: Kalori: 290; Yağ: 12,2g; Karbonhidrat: 39g; Protein: 7.5g

İçindekiler

5 su bardağı vegan mısır gevreği

3 bardak vegan mini simit

1 su bardağı badem, kavrulmuş

1/2 bardak pepita, kızartılmış

1 yemek kaşığı besin mayası

1 yemek kaşığı balzamik sirke

1 yemek kaşığı soya sosu

1 çay kaşığı sarımsak tozu

1/3 bardak vegan tereyağı

Talimatlar

Fırınınızı önceden 250 derece F'ye ısıtarak başlayın. Büyük bir fırın tepsisini parşömen kağıdı veya Silpat mat ile kaplayın.

Servis kasesinde mısır gevreğini, krakerleri, bademleri ve pepitayı karıştırın.

Küçük bir tencerede, kalan malzemeleri orta ateşte eritin. Sosu mısır gevreği/fındık karışımının üzerine dökün.

Altın rengi ve hoş kokulu olana kadar her 15 dakikada bir karıştırarak yaklaşık 1 saat pişirin. Tamamen soğuması için tel rafa aktarın. Afiyet olsun!

Zeytinyağlı Sarımsak Crostini

(Yaklaşık 10 dakikada hazır | Porsiyon 4)

Porsiyon başına: Kalori: 289; Yağ: 8.2g; Karbonhidrat: 44,9g; Protein: 9.5g

İçindekiler

1 tam tahıllı baget, dilimlenmiş

4 yemek kaşığı sızma zeytinyağı

1/2 çay kaşığı deniz tuzu

3 diş sarımsak, ikiye bölünmüş

Talimatlar

Broilerinizi önceden ısıtın.

Her dilim ekmeği zeytinyağıyla fırçalayın ve üzerine deniz tuzu serpin. Yaklaşık 2 dakika veya hafifçe kızarana kadar önceden ısıtılmış ızgaranın altına yerleştirin.

Her ekmek dilimini sarımsakla ovalayın ve servis yapın. Afiyet olsun!

Klasik Vegan Köfte

(Yaklaşık 15 dakikada hazır | Porsiyon 4)

Porsiyon başına: Kalori: 159; Yağ: 9,2g; Karbonhidrat: 16,3g; Protein: 2.9g

İçindekiler

1 su bardağı kahverengi pirinç, pişirilmiş ve soğutulmuş

1 su bardağı konserve veya haşlanmış kırmızı barbunya fasulyesi, süzülmüş

1 çay kaşığı taze sarımsak, kıyılmış

1 küçük soğan, doğranmış

Tatmak için deniz tuzu ve öğütülmüş karabiber

1/2 çay kaşığı acı biber

1/2 çay kaşığı füme kırmızı biber

1/2 çay kaşığı kişniş tohumu

1/2 çay kaşığı kişniş hardal tohumu

2 yemek kaşığı zeytinyağı

Talimatlar

Bir karıştırma kabında zeytinyağı hariç tüm malzemeleri iyice birleştirin. İyice birleşinceye kadar karıştırın ve ardından karışımı yağlı ellerle eşit toplar halinde şekillendirin.

Daha sonra zeytinyağını yapışmaz bir tavada orta ateşte ısıtın. Sıcakken köfteleri her tarafı altın rengi oluncaya kadar yaklaşık 10 dakika kızartın.

Kokteyl çubuklarıyla servis yapın ve tadını çıkarın!

Balzamik Kavrulmuş Yaban Havucu

(Yaklaşık 30 dakikada hazır | 6 porsiyon)

Porsiyon başına: Kalori: 174; Yağ: 9,3g; Karbonhidrat: 22,2g; Protein: 1.4g

İçindekiler

1 ½ pound yaban havucu, çubuklar halinde kesilmiş

1/4 su bardağı zeytinyağı

1/4 bardak balzamik sirke

1 çay kaşığı Dijon hardalı

1 çay kaşığı rezene tohumu

Tatmak için deniz tuzu ve öğütülmüş karabiber

1 çay kaşığı Akdeniz baharat karışımı

Talimatlar

Yaban havuçları iyice kaplanana kadar tüm malzemeleri bir karıştırma kabına atın.

Yaban havucunu önceden ısıtılmış fırında 400 derece F'de yaklaşık 30 dakika, pişirme süresinin yarısında karıştırarak kızartın.

Oda sıcaklığında servis yapın ve tadını çıkarın!

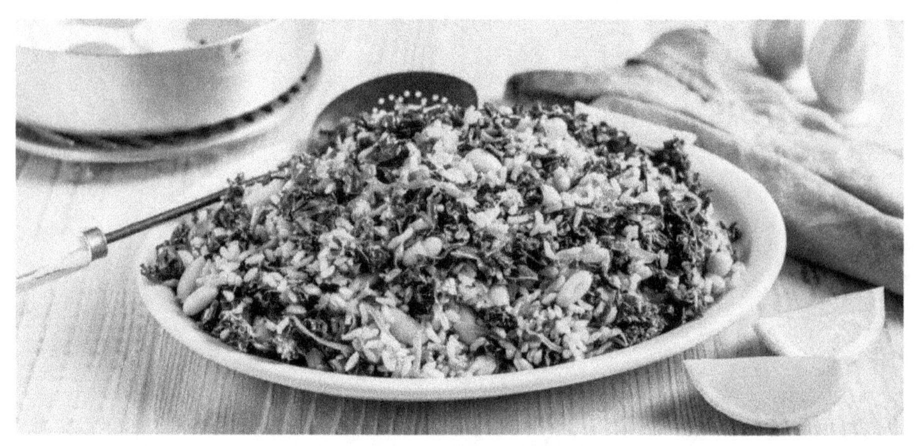

Geleneksel Baba Ganuş

(Yaklaşık 25 dakikada hazır | Porsiyon 8)

Porsiyon başına: Kalori: 104; Yağ: 8.2g; Karbonhidrat: 5,3g; Protein: 1.6g

İçindekiler

1 kiloluk patlıcan, halkalar halinde kesilmiş

1 çay kaşığı kaba deniz tuzu

3 yemek kaşığı zeytinyağı

3 yemek kaşığı taze limon suyu

2 diş sarımsak, kıyılmış

3 yemek kaşığı tahin

1/4 çay kaşığı öğütülmüş karanfil

1/2 çay kaşığı öğütülmüş kimyon

2 yemek kaşığı taze maydanoz, kabaca doğranmış

Patlıcan turlarının her yerine deniz tuzunu sürün. Daha sonra bunları bir kevgir içine koyun ve yaklaşık 15 dakika bekletin; boşaltın, durulayın ve mutfak havlusu ile kurulayın.

Patlıcanı kabuğu siyahlaşana kadar kızartın; patlıcanları soyun ve mutfak robotunuzun kasesine aktarın.

Zeytinyağı, limon suyu, sarımsak, tahin, karanfil ve kimyonu ekleyin. Her şey iyice birleşene kadar karıştırın.

Taze maydanoz yapraklarıyla süsleyin ve tadını çıkarın!

Fıstık Ezmesi Hurma Lokmaları

(Yaklaşık 5 dakikada hazır | Porsiyon 2)

Porsiyon başına: Kalori: 143; Yağ: 3,9g; Karbonhidrat: 26,3g; Protein: 2.6g

İçindekiler

8 adet taze hurma, çekirdekleri çıkarılmış ve ikiye bölünmüş

8 çay kaşığı fıstık ezmesi

1/4 çay kaşığı öğütülmüş tarçın

Talimatlar

Fıstık ezmesini hurma yarımlarının arasına bölün.

Tarçın serpin ve hemen servis yapın. Afiyet olsun!

Kavrulmuş Karnabahar Dip

(Yaklaşık 30 dakikada hazır | Porsiyon 7)

Porsiyon başına: Kalori: 142; Yağ: 12,5g; Karbonhidrat: 6,3g; Protein: 2.9g

İçindekiler

1 kilo karnabahar çiçeği

1/4 su bardağı zeytinyağı

4 yemek kaşığı tahin

1/2 çay kaşığı kırmızı biber

Tatmak için deniz tuzu ve öğütülmüş karabiber

2 yemek kaşığı taze limon suyu

2 diş sarımsak, kıyılmış

Fırınınızı önceden 420 derece F'ye ısıtarak başlayın. Karnabahar çiçeklerini zeytinyağıyla karıştırın ve parşömen kaplı bir fırın tepsisine dizin.

Yaklaşık 25 dakika veya yumuşayana kadar pişirin.

Daha sonra karnabaharı kalan malzemelerle birlikte püre haline getirin ve gerektiği kadar pişirme sıvısı ekleyin.

İstenirse biraz ekstra zeytinyağı gezdirin. Afiyet olsun!

Kolay Kabak Ruloları

(Yaklaşık 10 dakikada hazır | 5 porsiyon)

Porsiyon başına: Kalori: 99; Yağ: 4.4g; Karbonhidrat: 12,1g; Protein: 3.1g

İçindekiler

1 bardak humus, tercihen ev yapımı

1 orta boy domates, doğranmış

1 çay kaşığı hardal

1/4 çay kaşığı kekik

1/2 çay kaşığı acı biber

Tatmak için deniz tuzu ve öğütülmüş karabiber

1 büyük kabak, şeritler halinde kesilmiş

2 yemek kaşığı taze fesleğen, doğranmış

2 yemek kaşığı taze maydanoz, doğranmış

Talimatlar

Bir karıştırma kabında humus, domates, hardal, kekik, acı biber, tuz ve karabiberi iyice birleştirin.

Doldurmayı kabak dilimlerinin arasına paylaştırın ve eşit şekilde yayın. Kabağı yuvarlayın ve taze fesleğen ve maydanozla süsleyin.

Afiyet olsun!

Chipotle Tatlı Patates Kızartması

(Yaklaşık 45 dakikada hazır | Porsiyon 4)

Porsiyon başına: Kalori: 186; Yağ: 7,1g; Karbonhidrat: 29,6g; Protein: 2.5g

İçindekiler

4 orta boy tatlı patates, soyulmuş ve çubuklar halinde kesilmiş

2 yemek kaşığı fıstık yağı

Tatmak için deniz tuzu ve öğütülmüş karabiber

1 çay kaşığı chipotle biber tozu

1/4 çay kaşığı öğütülmüş yenibahar

1 çay kaşığı esmer şeker

1 çay kaşığı kurutulmuş biberiye

Talimatlar

Tatlı patates kızartmasını kalan malzemelerle birlikte atın.

Kızartmalarınızı 375 derece F'de yaklaşık 45 dakika veya kızarana kadar pişirin; Kızartmaları bir veya iki kez karıştırdığınızdan emin olun.

Dilerseniz en sevdiğiniz dip sosla servis yapın. Afiyet olsun!

Tatlı patates kızartmasını kalan malzemelerle birlikte atın.

Cannellini Fasulye Dip Sosu

Porsiyon başına: Kalori: 123; Yağ: 4,5g; Karbonhidrat: 15,6g; Protein: 5.6g

İçindekiler

10 ons konserve cannellini fasulyesi, süzülmüş

1 diş sarımsak, kıyılmış

2 adet közlenmiş biber, dilimlenmiş

Tatmak için deniz taze çekilmiş karabiber

1/2 çay kaşığı öğütülmüş kimyon

1/2 çay kaşığı hardal tohumu

1/2 çay kaşığı öğütülmüş defne yaprağı

3 yemek kaşığı tahin

2 yemek kaşığı taze İtalyan maydanozu, doğranmış

Talimatlar

Maydanoz hariç tüm malzemeleri blenderinizin veya mutfak robotunuzun haznesine yerleştirin. İyice karışana kadar yıldırım.

Sosu servis kasesine alıp taze maydanozla süsleyin.

İstenirse pide dilimleri, tortilla cipsleri veya sebze çubukları ile servis yapın. Eğlence!

Baharatlı Kavrulmuş Karnabahar

(Yaklaşık 25 dakikada hazır | Porsiyon 6)

Porsiyon başına: Kalori: 115; Yağ: 9,3g; Karbonhidrat: 6,9g; Protein: 5.6g

İçindekiler

1 buçuk kilo karnabahar çiçeği

1/4 su bardağı zeytinyağı

4 yemek kaşığı elma sirkesi

2 diş sarımsak, preslenmiş

1 çay kaşığı kurutulmuş fesleğen

1 çay kaşığı kurutulmuş kekik

Tatmak için deniz tuzu ve öğütülmüş karabiber

Talimatlar

Fırınınızı 420 derece F'ye önceden ısıtarak başlayın.

Karnabahar çiçeklerini kalan malzemelerle birlikte atın.

Karnabahar çiçeklerini parşömen kaplı bir fırın tepsisine dizin.
Karnabahar çiçeklerini önceden ısıtılmış fırında yaklaşık 25
dakika veya hafifçe kızarıncaya kadar pişirin.

Afiyet olsun!

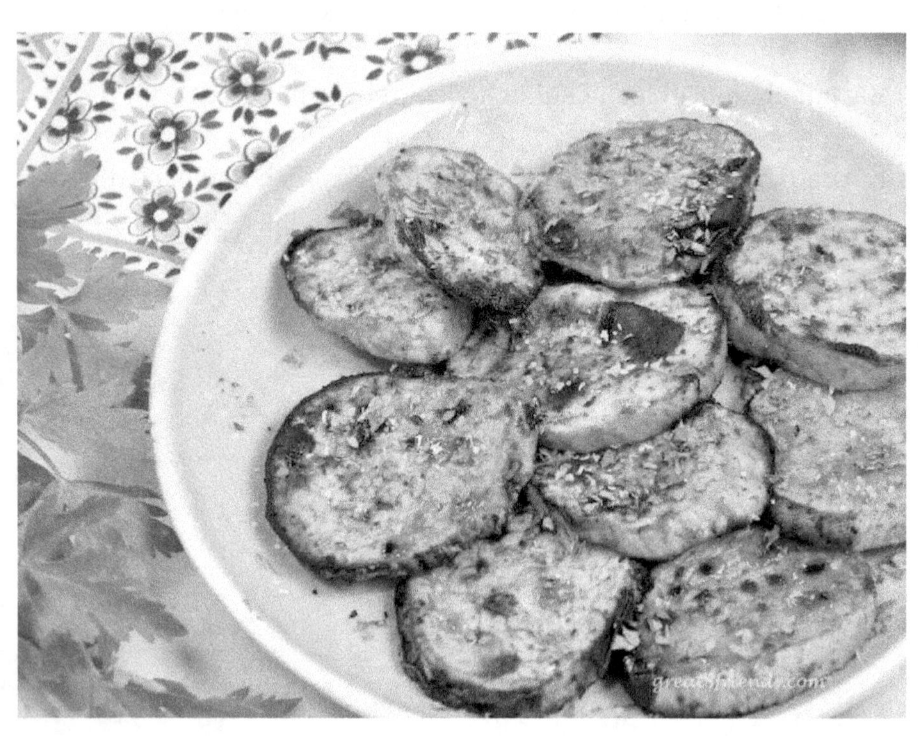

Kolay Lübnan Turu

(Yaklaşık 10 dakikada hazır | 6 porsiyon)

Porsiyon başına: Kalori: 252; Yağ: 27g; Karbonhidrat: 3,1g; Protein: 0.4g

İçindekiler

2 baş sarımsak

1 çay kaşığı kaba deniz tuzu

1 ½ su bardağı zeytinyağı

1 limon, taze sıkılmış

2 su bardağı havuç, kibrit çöpü şeklinde kesilmiş

Talimatlar

Diş sarımsakları ve tuzu, yüksek hızlı bir blenderin mutfak robotunda kremsi ve pürüzsüz hale gelinceye kadar kasenin kenarlarını kazıyarak püre haline getirin.

Yumuşak bir sos oluşturmak için yavaş yavaş zeytinyağını ve limon suyunu bu iki malzeme arasında geçiş yaparak ekleyin.

Sos koyulaşıncaya kadar karıştırın. Havuç çubuklarıyla servis yapın ve tadını çıkarın!

Keskin Zencefil Soslu Avokado

(Yaklaşık 10 dakikada hazır | Porsiyon 4)

Porsiyon başına: Kalori: 295; Yağ: 28,2g; Karbonhidrat: 11,3g; Protein: 2.3g

İçindekiler

2 avokado, çekirdeği çıkarılmış ve yarıya bölünmüş

1 diş sarımsak, preslenmiş

1 çay kaşığı taze zencefil, soyulmuş ve kıyılmış

2 yemek kaşığı balzamik sirke

4 yemek kaşığı sızma zeytinyağı

Tatmak için kaşer tuzu ve öğütülmüş karabiber

Talimatlar

Avokado yarımlarını servis tabağına yerleştirin.

Küçük bir kapta sarımsak, zencefil, sirke, zeytinyağı, tuz ve karabiberi karıştırın. Sosu avokado yarımlarına bölün.

Afiyet olsun!

Nohut Çerez Karışımı

(Yaklaşık 30 dakikada hazır | Porsiyon 8)

Porsiyon başına: Kalori: 109; Yağ: 7,9g; Karbonhidrat: 7,4g; Protein: 3.4g

İçindekiler

1 su bardağı kavrulmuş nohut, süzülmüş

2 yemek kaşığı hindistancevizi yağı, eritilmiş

1/4 su bardağı çiğ kabak çekirdeği

1/4 bardak çiğ pekan yarımları

1/3 bardak kurutulmuş kiraz

Talimatlar

Nohutları kağıt havlu kullanarak kurulayın. Hindistan cevizi yağını nohutların üzerine gezdirin.

Nohutları önceden ısıtılmış fırında 380 derece F'de yaklaşık 20 dakika kadar bir veya iki kez fırlatarak kızartın.

Nohutlarınızı kabak çekirdeği ve yarım cevizle birlikte atın. Yaklaşık 8 dakika kadar fındıkların kokusu çıkana kadar pişirmeye devam edin; tamamen soğumaya bırakın.

Kurutulmuş kirazları ekleyin ve birleştirmek için karıştırın. Afiyet olsun!

Bir Twist ile Muhammara Sosu

(Yaklaşık 35 dakikada hazır | Porsiyon 9)

Porsiyon başına: Kalori: 149; Yağ: 11,5g; Karbonhidrat: 8,9g; Protein: 2.4g

İçindekiler

3 adet kırmızı biber

5 yemek kaşığı zeytinyağı

2 diş sarımsak, doğranmış

1 domates, doğranmış

3/4 su bardağı ekmek kırıntısı

2 yemek kaşığı pekmez

1 çay kaşığı öğütülmüş kimyon

1/4 ayçiçeği çekirdeği, kızartılmış

1 Maraş biberi, kıyılmış

2 yemek kaşığı tahin

Tatmak için deniz tuzu ve kırmızı biber

Talimatlar

Fırınınızı 400 derece F'ye önceden ısıtarak başlayın.

Biberleri parşömen kaplı bir fırın tepsisine yerleştirin. Yaklaşık 30 dakika pişirin; Biberleri soyun ve mutfak robotunuza aktarın.

Bu arada bir tavada 2 yemek kaşığı zeytinyağını orta-yüksek ateşte ısıtın. Sarımsakları ve domatesleri yaklaşık 5 dakika veya yumuşayana kadar soteleyin.

Sotelediğiniz sebzeleri mutfak robotunuza ekleyin. Kalan malzemeleri ekleyin ve kremsi ve pürüzsüz hale gelinceye kadar işlem yapın.

Afiyet olsun!

Ispanak, Nohut ve Sarımsak Crostini

(Yaklaşık 10 dakikada hazır | 6 porsiyon)

Porsiyon başına: Kalori: 242; Yağ: 6,1g; Karbonhidrat: 38,5g; Protein: 8.9g

İçindekiler

1 baget, dilimler halinde kesilmiş

4 yemek kaşığı sızma zeytinyağı

Mevsimine göre deniz tuzu ve kırmızı biber

3 diş sarımsak, kıyılmış

1 su bardağı haşlanmış nohut, süzülmüş

2 su bardağı ıspanak

1 yemek kaşığı taze limon suyu

Talimatlar

Broilerinizi önceden ısıtın.

Ekmek dilimlerini 2 yemek kaşığı zeytinyağıyla fırçalayın ve üzerine deniz tuzu ve kırmızı biber serpin. Yaklaşık 2 dakika veya hafifçe kızarana kadar önceden ısıtılmış ızgaranın altına yerleştirin.

Bir karıştırma kabında sarımsak, nohut, ıspanak, limon suyu ve kalan 2 yemek kaşığı zeytinyağını iyice birleştirin.

Nohut karışımını her tost ekmeğinin üzerine kaşıkla dökün. Afiyet olsun!

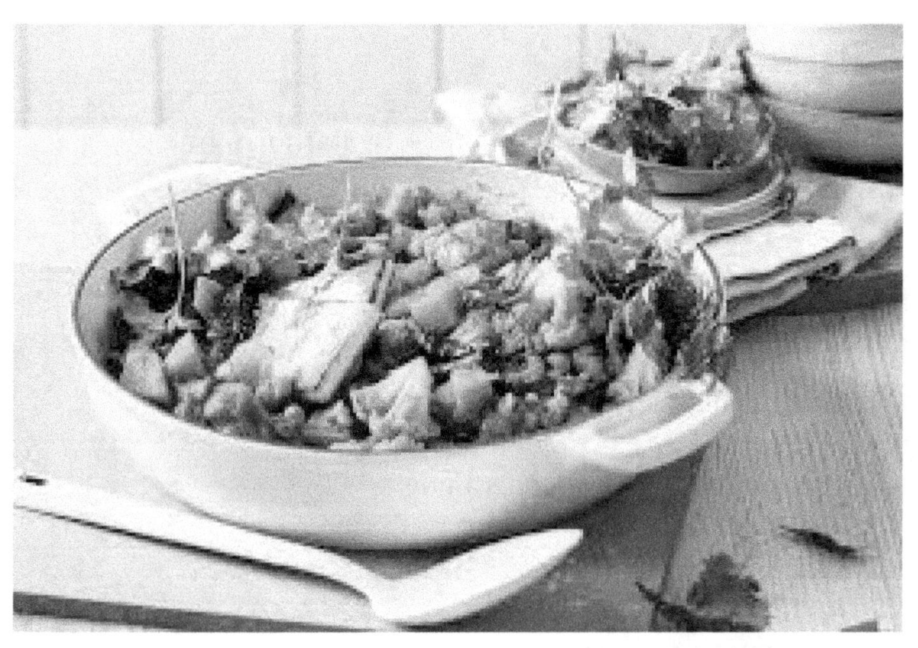

Mantar ve Cannellini Fasulyesi "Köfte"

(Yaklaşık 15 dakikada hazır | Porsiyon 4)

Porsiyon başına: Kalori: 195; Yağ: 14.1g; Karbonhidrat: 13,2g; Protein: 3.9g

İçindekiler

4 yemek kaşığı zeytinyağı

1 bardak düğme mantarı, doğranmış

1 arpacık soğanı, doğranmış

2 diş sarımsak, ezilmiş

1 bardak konserve veya haşlanmış cannellini fasulyesi, süzülmüş

1 bardak kinoa, pişmiş

Tatmak için deniz tuzu ve öğütülmüş karabiber

1 çay kaşığı füme kırmızı biber

1/2 çay kaşığı kırmızı biber gevreği

1 çay kaşığı hardal tohumu

1/2 çay kaşığı kurutulmuş dereotu

Talimatlar

Yapışmaz bir tavada 2 yemek kaşığı zeytinyağını ısıtın. Isındıktan sonra mantarları ve arpacık soğanı 3 dakika veya yumuşayana kadar pişirin.

Sarımsak, fasulye, kinoa ve baharatları ekleyin. İyice birleşinceye kadar karıştırın ve ardından karışımı yağlı ellerle eşit toplar halinde şekillendirin.

Daha sonra kalan 2 yemek kaşığı zeytinyağını yapışmaz tavada orta ateşte ısıtın. Sıcakken köfteleri her tarafı altın rengi oluncaya kadar yaklaşık 10 dakika kızartın.

Kokteyl çubuklarıyla servis yapın. Afiyet olsun!

Humuslu Salatalık Turtaları

(Yaklaşık 10 dakikada hazır | 6 porsiyon)

Porsiyon başına: Kalori: 88; Yağ: 3.6g; Karbonhidrat: 11,3g; Protein: 2.6g

İçindekiler

1 bardak humus, tercihen ev yapımı

2 büyük domates, doğranmış

1/2 çay kaşığı kırmızı biber gevreği

Tatmak için deniz tuzu ve öğütülmüş karabiber

2 İngiliz salatalığı, yuvarlak dilimlenmiş

Talimatlar

Humus sosunu salatalık turlarının arasına bölün.

Üstlerine domates koyun; Her salatalığın üzerine pul biber, tuz ve karabiber serpin.

İyice soğutulmuş olarak servis yapın ve tadını çıkarın!

Doldurulmuş Jalapeno Lokmaları

(Yaklaşık 15 dakikada hazır | Porsiyon 6)

Porsiyon başına: Kalori: 108; Yağ: 6,6g; Karbonhidrat: 7,3g; Protein: 5.3g

İçindekiler

1/2 bardak çiğ ayçiçeği çekirdeği, gece boyunca ıslatılmış ve süzülmüş

4 yemek kaşığı doğranmış soğan

1 çay kaşığı sarımsak, kıyılmış

3 yemek kaşığı besin mayası

1/2 su bardağı kremalı soğan çorbası

1/2 çay kaşığı acı biber

1/2 çay kaşığı hardal tohumu

12 jalapeños, yarıya bölünmüş ve çekirdekleri çıkarılmış

1/2 bardak ekmek kırıntısı

Talimatlar

Mutfak robotunuzda veya yüksek hızlı karıştırıcınızda, çiğ ayçiçeği tohumlarını, yeşil soğanı, sarımsağı, besin mayasını, çorbayı, acı biberi ve hardal tohumlarını iyice birleşene kadar karıştırın.

Karışımı jalapenoların içine dökün ve üzerlerine ekmek kırıntılarını ekleyin.

Önceden ısıtılmış fırında 400 derece F'de yaklaşık 13 dakika veya biberler yumuşayana kadar pişirin. Sıcak servis yapın.

Afiyet olsun!

Meksika Usulü Soğan Halkaları

Porsiyon başına: Kalori: 213; Yağ: 10.6g; Karbonhidrat: 26,2g; Protein: 4.3g

İçindekiler

2 orta boy soğan, halkalar halinde kesilmiş

1/4 bardak çok amaçlı un

1/4 bardak yazıldığından un

1/3 bardak pirinç sütü, şekersiz

1/3 bardak bira birası

Mevsimine göre deniz tuzu ve öğütülmüş karabiber

1/2 çay kaşığı acı biber

1/2 çay kaşığı hardal tohumu

1 bardak tortilla cipsi, ezilmiş

1 yemek kaşığı zeytinyağı

Talimatlar

Fırınınızı 420 derece F'ye önceden ısıtarak başlayın.

Sığ bir kapta un, süt ve birayı karıştırın.

Başka bir sığ kapta baharatları ezilmiş tortilla cipsleriyle karıştırın. Soğan halkalarını unlu karışıma bulayın.

Daha sonra bunları baharatlı karışımın üzerine yuvarlayın ve iyice kaplayacak şekilde bastırın.

Soğan halkalarını parşömen kaplı bir fırın tepsisine dizin. Üzerlerine zeytinyağı sürün ve yaklaşık 30 dakika pişirin. Afiyet olsun!

kavrulmuş sebze kökleri

(Yaklaşık 35 dakikada hazır | Porsiyon 6)

Porsiyon başına: Kalori: 261; Yağ: 18,2g; Karbonhidrat: 23,3g; Protein: 2.3g

İçindekiler

1/4 su bardağı zeytinyağı

2 havuç, soyulmuş ve 1 ½ inçlik parçalar halinde kesilmiş

2 yaban havucu, soyulmuş ve 1 ½ inçlik parçalar halinde kesilmiş

1 kereviz sapı, soyulmuş ve 1 ½ inçlik parçalar halinde kesilmiş

1 pound tatlı patates, soyulmuş ve 1 ½ inçlik parçalar halinde kesilmiş

1/4 su bardağı zeytinyağı

1 çay kaşığı hardal tohumu

1/2 çay kaşığı fesleğen

1/2 çay kaşığı kekik

1 çay kaşığı kırmızı biber gevreği

1 çay kaşığı kurutulmuş kekik

Tatmak için deniz tuzu ve öğütülmüş karabiber

Talimatlar

Sebzeleri kalan malzemelerle iyice kaplanıncaya kadar karıştırın.

Sebzeleri önceden ısıtılmış fırında 400 derece F'de yaklaşık 35 dakika, pişirme süresinin yarısında karıştırarak kızartın.

Tadını çıkarın, baharatlarını ayarlayın ve sıcak olarak servis yapın. Afiyet olsun!

Hint Usulü Humus Sosu

(Yaklaşık 10 dakikada hazır | 10 porsiyon)

Porsiyon başına: Kalori: 171; Yağ: 10.4g; Karbonhidrat: 15,3g; Protein: 5.4g

İçindekiler

20 ons konserve veya haşlanmış nohut, süzülmüş

1 çay kaşığı sarımsak, dilimlenmiş

1/4 su bardağı tahin

1/4 su bardağı zeytinyağı

1 limon, taze sıkılmış

1/4 çay kaşığı zerdeçal

1/2 çay kaşığı kimyon tozu

1 çay kaşığı köri tozu

1 çay kaşığı kişniş tohumu

Gerektiğinde 1/4 bardak nohut sıvısı veya daha fazlası

2 yemek kaşığı taze kişniş, kabaca doğranmış

Talimatlar

Nohut, sarımsak, tahin, zeytinyağı, misket limonu, zerdeçal, kimyon, köri tozu ve kişniş tohumlarını blender veya mutfak robotunuzda karıştırın.

Nohut sıvısını yavaş yavaş ekleyerek istediğiniz kıvama gelinceye kadar karıştırın.

Servis yapmaya hazır olana kadar buzdolabınıza koyun. Taze kişniş ile süsleyin.

İstenirse naan ekmeği veya sebze çubukları ile servis yapın. Afiyet olsun!

Kavrulmuş Havuç ve Fasulye Dip

(Yaklaşık 55 dakikada hazır | Porsiyon 10)

Porsiyon başına: Kalori: 121; Yağ: 8,3g; Karbonhidrat: 11,2g; Protein: 2.8g

İçindekiler

1 ½ pound havuç, doğranmış

2 yemek kaşığı zeytinyağı

4 yemek kaşığı tahin

8 ons konserve cannellini fasulyesi, süzülmüş

1 çay kaşığı sarımsak, doğranmış

2 yemek kaşığı limon suyu

2 yemek kaşığı soya sosu

Tatmak için deniz tuzu ve öğütülmüş karabiber

1/2 çay kaşığı kırmızı biber

1/2 çay kaşığı kurutulmuş dereotu

1/4 bardak pepita, kızartılmış

Talimatlar

Fırınınızı 390 derece F'ye önceden ısıtarak başlayın. Kızartma tavasını parşömen kağıdıyla kaplayın.

Şimdi havuçları zeytinyağıyla karıştırın ve hazırlanan kızartma tavasına dizin.

Havuçları yaklaşık 50 dakika veya yumuşayana kadar kızartın. Kavrulan havuçları mutfak robotunuzun kasesine aktarın.

Tahini, fasulyeyi, sarımsağı, limon suyunu, soya sosunu, tuzu, karabiberi, kırmızı biberi ve dereotu ekleyin. Sosunuz kremsi ve tekdüze hale gelinceye kadar işlem yapın.

Kızartılmış pepitalarla süsleyin ve tercih ettiğiniz kepçelerle servis yapın. Afiyet olsun!

Hızlı ve Kolay Kabak Suşi

(Yaklaşık 10 dakikada hazır | 5 porsiyon)

Porsiyon başına: Kalori: 129; Yağ: 6,3g; Karbonhidrat: 15,9g; Protein: 2.5g

İçindekiler

1 su bardağı pirinç, pişmiş

1 havuç, rendelenmiş

1 küçük soğan, rendelenmiş

1 avokado, doğranmış

1 diş sarımsak, kıyılmış

Tatmak için deniz tuzu ve öğütülmüş karabiber

1 orta boy kabak, şeritler halinde kesilmiş

Servis için Wasabi sosu

Bir karıştırma kabında pirinç, havuç, soğan, avokado, sarımsak, tuz ve karabiberi iyice karıştırın.

Doldurmayı kabak dilimlerinin arasına paylaştırın ve eşit şekilde yayın. Kabağı yuvarlayın ve Wasabi sosuyla servis yapın.

Afiyet olsun!

Humuslu Kiraz Domates

(Yaklaşık 10 dakikada hazır | Porsiyon 8)

Porsiyon başına: Kalori: 49; Yağ: 2,5g; Karbonhidrat: 4,7g; Protein: 1.3g

İçindekiler

1/2 bardak humus, tercihen ev yapımı

2 yemek kaşığı vegan mayonez

1/4 su bardağı doğranmış soğan

16 adet kiraz domates, posayı çıkarın

2 yemek kaşığı taze kişniş, doğranmış

Talimatlar

Bir karıştırma kabında humus, mayonez ve yeşil soğanı iyice birleştirin.

Humus karışımını domateslerin arasına paylaştırın. Taze kişniş ile süsleyip servis yapın.

Afiyet olsun!

Fırında Kavrulmuş Düğme Mantar

(Yaklaşık 20 dakikada hazır | Porsiyon 4)

Porsiyon başına: Kalori: 136; Yağ: 10,5g; Karbonhidrat: 7,6g; Protein: 5.6g

İçindekiler

1 ½ pound düğme mantarı, temizlenmiş

3 yemek kaşığı zeytinyağı

3 diş sarımsak, kıyılmış

1 çay kaşığı kurutulmuş kekik

1 çay kaşığı kurutulmuş fesleğen

1/2 çay kaşığı kurutulmuş biberiye

Tatmak için kaşer tuzu ve öğütülmüş karabiber

Mantarları kalan malzemelerle birlikte atın.

Mantarları parşömen kaplı bir kızartma tavasına dizin.

Mantarları önceden ısıtılmış fırında 420 derece F'de yaklaşık 20 dakika veya yumuşayana ve kokulu olana kadar pişirin.

Mantarları servis tabağına dizin ve kokteyl çubuklarıyla servis yapın. Afiyet olsun!

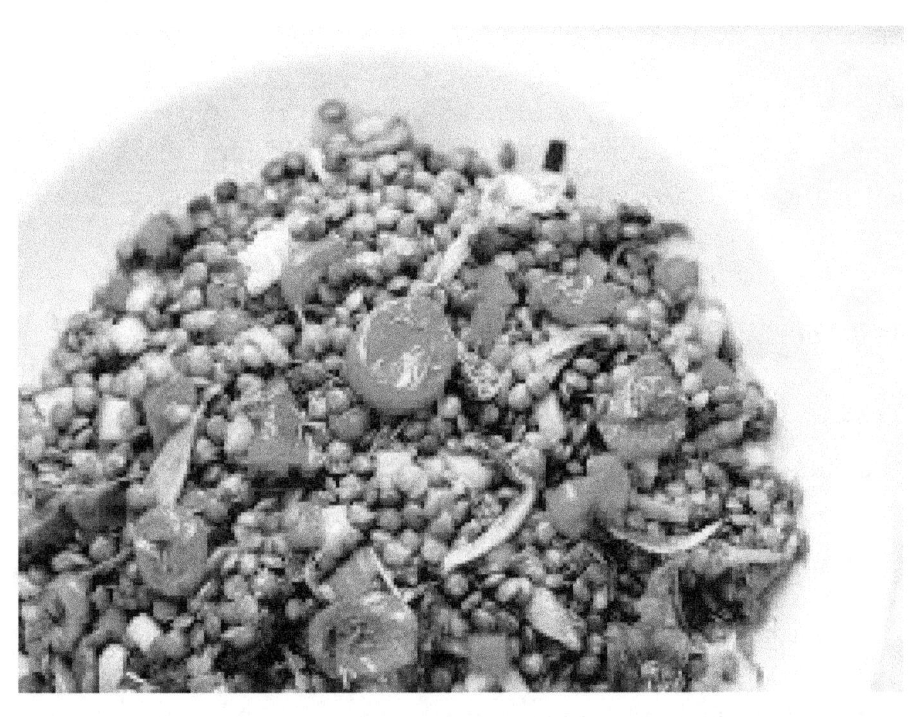

Peynirli Kale Cipsleri

(Yaklaşık 1 saat 30 dakikada hazır | 6 porsiyon)

Porsiyon başına: Kalori: 121; Yağ: 7,5g; Karbonhidrat: 8,4g; Protein: 6.5g

İçindekiler

1/2 bardak ayçiçeği çekirdeği, gece boyunca ıslatılmış ve süzülmüş

1/2 bardak kaju fıstığı, gece boyunca ıslatılmış ve süzülmüş

1/3 bardak besin mayası

2 yemek kaşığı limon suyu

1 çay kaşığı soğan tozu

1 çay kaşığı sarımsak tozu

1 çay kaşığı kırmızı biber

Tatmak için deniz tuzu ve öğütülmüş karabiber

1/2 su bardağı su

4 bardak lahana, parçalara ayrılmış

Talimatlar

Mutfak robotunuzda veya yüksek hızlı blenderinizde çiğ ay çekirdeği, kaju fıstığı, besin mayası, limon suyu, soğan tozu, sarımsak tozu, kırmızı biber, tuz, öğütülmüş karabiber ve suyu iyice birleşene kadar karıştırın.

Karışımı lahana yapraklarının üzerine dökün ve iyice kaplanana kadar karıştırın.

Önceden ısıtılmış fırında 220 derece F'de yaklaşık 1 saat 30 dakika veya gevrek olana kadar pişirin.

Afiyet olsun!

Humus Avokado Tekneleri

(Yaklaşık 10 dakikada hazır | Porsiyon 4)

Porsiyon başına: Kalori: 297; Yağ: 21,2g; Karbonhidrat: 23,9g; Protein: 6g

İçindekiler

1 yemek kaşığı taze limon suyu

2 olgun avokado, yarıya bölünmüş ve çekirdeği çıkarılmış

8 ons humus

1 diş sarımsak, kıyılmış

1 orta boy domates, doğranmış

Tatmak için deniz tuzu ve öğütülmüş karabiber

1/2 çay kaşığı zerdeçal tozu

1/2 çay kaşığı acı biber

1 yemek kaşığı tahin

Talimatlar

Taze limon suyunu avokado yarımlarının üzerine gezdirin.

Humus, sarımsak, domates, tuz, karabiber, zerdeçal tozu, kırmızı biber ve tahini karıştırın. Dolguyu avokadolarınızın içine kaşıkla dökün.

Derhal servis yapın.

Nacho Düğmeli Mantar Dolması

(Yaklaşık 25 dakikada hazır | Porsiyon 5)

Porsiyon başına: Kalori: 210; Yağ: 13,4g; Karbonhidrat: 17,7g; Protein: 6.9g

İçindekiler

1 bardak tortilla cipsi, ezilmiş

1 su bardağı konserve veya pişmiş siyah fasulye, süzülmüş

4 yemek kaşığı vegan tereyağı

2 yemek kaşığı tahin

4 yemek kaşığı doğranmış soğan

1 çay kaşığı sarımsak, kıyılmış

1 jalapeno, doğranmış

1 çay kaşığı Meksika kekiği

1 çay kaşığı acı biber

Tatmak için deniz tuzu ve öğütülmüş karabiber

15 orta boy düğme mantarı, temizlenmiş, sapları çıkarılmış

Talimatlar

Mantarlar hariç tüm malzemeleri bir karıştırma kabında iyice birleştirin.

Nacho karışımını mantarlarınızın arasına bölün.

Önceden ısıtılmış fırında 350 derece F'de yaklaşık 20 dakika veya yumuşayana ve iyice pişene kadar pişirin. Afiyet olsun!

Humus ve Avokadolu Marul Sarmaları

(Yaklaşık 10 dakikada hazır | 6 porsiyon)

Porsiyon başına: Kalori: 115; Yağ: 6,9g; Karbonhidrat: 11,6g; Protein: 2.6g

İçindekiler

1/2 bardak humus

1 domates, doğranmış

1 havuç, doğranmış

1 orta boy avokado, çekirdekleri çıkarılmış ve doğranmış

1 çay kaşığı beyaz sirke

1 çay kaşığı soya sosu

1 çay kaşığı agave şurubu

1 yemek kaşığı Sriracha sosu

1 çay kaşığı sarımsak, kıyılmış

1 çay kaşığı taze rendelenmiş zencefil

Tatmak için kaşer tuzu ve öğütülmüş karabiber

1 baş tereyağlı marul, yapraklarına ayrılmış

Talimatlar

Humus, domates, havuç ve avokadoyu iyice birleştirin. Beyaz sirke, soya sosu, agav şurubu, Sriracha sosu, sarımsak, zencefil, tuz ve karabiberi birleştirin.

Hazırladığınız harcı marul yapraklarının arasına paylaştırıp yuvarlayın ve yanında sosla birlikte servis edin.

Afiyet olsun!

Kavrulmuş Brüksel Lahanası

(Yaklaşık 35 dakikada hazır | Porsiyon 6)

Porsiyon başına: Kalori: 151; Yağ: 9,6g; Karbonhidrat: 14,5g; Protein: 5.3g

İçindekiler

2 kilo Brüksel lahanası

1/4 su bardağı zeytinyağı

Tatmak için kaba deniz tuzu ve öğütülmüş karabiber

1 çay kaşığı kırmızı biber gevreği

1 çay kaşığı kurutulmuş kekik

1 çay kaşığı kurutulmuş maydanoz

1 çay kaşığı hardal tohumu

Talimatlar

Brüksel lahanalarını kalan malzemelerle iyice kaplanıncaya kadar karıştırın.

Sebzeleri önceden ısıtılmış fırında 400 derece F'de yaklaşık 35 dakika, pişirme süresinin yarısında karıştırarak kızartın.

Tadını çıkarın, baharatlarını ayarlayın ve sıcak olarak servis yapın. Afiyet olsun!

Tatlı Patates Poblano Poppers

(Yaklaşık 25 dakikada hazır | Porsiyon 7)

Porsiyon başına: Kalori: 145; Yağ: 3.6g; Karbonhidrat: 24,9g; Protein: 5.3g

İçindekiler

1/2 pound karnabahar, kesilmiş ve doğranmış

1 pound tatlı patates, soyulmuş ve doğranmış

1/2 bardak kaju sütü, şekersiz

1/4 bardak vegan mayonez

1/2 çay kaşığı köri tozu

1/2 çay kaşığı acı biber

1/4 çay kaşığı kurutulmuş dereotu

Tatmak için deniz ve öğütülmüş karabiber

1/2 bardak taze ekmek kırıntısı

14 taze poblano şili, ikiye bölünmüş, çekirdekleri çıkarılmış

Talimatlar

Karnabaharı ve tatlı patatesleri yaklaşık 10 dakika veya yumuşayana kadar buharda pişirin. Şimdi onları kaju sütüyle ezin.

Vegan mayonez, köri tozu, kırmızı biber, dereotu, tuz ve karabiberi ekleyin.

Karışımı biberlerin içine dökün ve üzerlerine ekmek kırıntılarını ekleyin.

Önceden ısıtılmış fırında 400 derece F'de yaklaşık 13 dakika veya biberler yumuşayana kadar pişirin.

Afiyet olsun!

Fırında Kabak Cipsi

(Yaklaşık 1 saat 30 dakikada hazır | Porsiyon 7)

Porsiyon başına: Kalori: 48; Yağ: 4.2g; Karbonhidrat: 2g; Protein: 1.7g

İçindekiler

1 pound kabak, 1/8 inç kalınlığında dilimler halinde kesilmiş

2 yemek kaşığı zeytinyağı

1/2 çay kaşığı kurutulmuş kekik

1/2 çay kaşığı kurutulmuş fesleğen

1/2 çay kaşığı kırmızı biber gevreği

Tatmak için deniz tuzu ve öğütülmüş karabiber

Kabağı kalan malzemelerle birlikte atın.

Kabak dilimlerini parşömen kaplı bir fırın tepsisine tek kat halinde yerleştirin.

Çıtır çıtır ve altın rengi oluncaya kadar yaklaşık 90 dakika boyunca 235 derece F'de pişirin. Kabak cipsleri soğudukça gevrekleşecektir.

Afiyet olsun!

Otantik Lübnan Sosu

(Yaklaşık 10 dakikada hazır | Porsiyon 12)

Porsiyon başına: Kalori: 117; Yağ: 6,6g; Karbonhidrat: 12,2g; Protein: 4.3g

İçindekiler

2 (15 ons) kutu nohut/garbanzo fasulyesi

4 yemek kaşığı limon suyu

4 yemek kaşığı tahin

2 yemek kaşığı zeytinyağı

1 çay kaşığı zencefil-sarımsak ezmesi

1 çay kaşığı Lübnan 7 baharat karışımı

Tatmak için deniz tuzu ve öğütülmüş karabiber

1/3 bardak nohut sıvısı

Talimatlar

Nohutu, limon suyunu, tahini, zeytinyağını, zencefil-sarımsak ezmesini ve baharatları blender veya mutfak robotunuzda karıştırın.

Nohut sıvısını yavaş yavaş ekleyerek istediğiniz kıvama gelinceye kadar karıştırın.

Servis yapmaya hazır olana kadar buzdolabınıza koyun. İstenirse sebze çubuklarıyla servis yapın. Afiyet olsun!

Yulaflı Vegan Köfte

(Yaklaşık 15 dakikada hazır | Porsiyon 4)

Porsiyon başına: Kalori: 284; Yağ: 10,5g; Karbonhidrat: 38,2g; Protein: 10.4g

İçindekiler

1 su bardağı yulaf ezmesi

1 su bardağı haşlanmış veya konserve nohut

2 diş sarımsak, kıyılmış

1 çay kaşığı soğan tozu

1/2 çay kaşığı kimyon tozu

1 çay kaşığı kurutulmuş maydanoz gevreği

1 çay kaşığı kurutulmuş mercanköşk

1 yemek kaşığı chia tohumu, 2 yemek kaşığı suyla ıslatılmış

Birkaç damla sıvı duman

Tatlandırmak için deniz tuzu ve taze çekilmiş karabiber

2 yemek kaşığı zeytinyağı

Talimatlar

Zeytinyağı dışındaki malzemeleri iyice karıştırın. İyice birleşinceye kadar karıştırın ve ardından karışımı yağlı ellerle eşit toplar halinde şekillendirin.

Daha sonra zeytinyağını yapışmaz bir tavada orta ateşte ısıtın. Sıcakken köfteleri her tarafı altın rengi oluncaya kadar yaklaşık 10 dakika kızartın.

Köftelerinizi servis tabağına dizin ve kokteyl çubuklarıyla servis yapın. Afiyet olsun!

Mango Salsalı Dolmalık Biber Tekneleri

(Yaklaşık 5 dakikada hazır | Porsiyon 4)

Porsiyon başına: Kalori: 74; Yağ: 0,5g; Karbonhidrat: 17,6g; Protein: 1.6g

İçindekiler

1 mango, soyulmuş, çekirdeği çıkarılmış, küp şeklinde

1 küçük arpacık soğanı, doğranmış

2 yemek kaşığı taze kişniş, kıyılmış

1 kırmızı şili biberi, çekirdeği çıkarılmış ve doğranmış

1 yemek kaşığı taze limon suyu

4 dolmalık biber, çekirdekleri çıkarılmış ve ikiye bölünmüş

Talimatlar

Mango, arpacık soğanı, kişniş, kırmızı biber ve limon suyunu iyice birleştirin.

Karışımı biber yarımlarına dökün ve hemen servis yapın.

Afiyet olsun!

Keskin Biberiye Brokoli Çiçekleri

(Yaklaşık 35 dakikada hazır | Porsiyon 6)

Porsiyon başına: Kalori: 135; Yağ: 9,5g; Karbonhidrat: 10,9g; Protein: 4.4g

İçindekiler

2 kilo brokoli çiçeği

1/4 su bardağı sızma zeytinyağı

Tatmak için deniz tuzu ve öğütülmüş karabiber

1 çay kaşığı zencefil-sarımsak ezmesi

1 yemek kaşığı taze biberiye, doğranmış

1/2 çay kaşığı limon kabuğu rendesi

Talimatlar

Brokoliyi iyice kaplanana kadar kalan malzemelerle birlikte atın.

Sebzeleri önceden ısıtılmış fırında 400 derece F'de yaklaşık 35 dakika, pişirme süresinin yarısında karıştırarak kızartın.

Tadını çıkarın, baharatlarını ayarlayın ve sıcak olarak servis yapın. Afiyet olsun!

Çıtır Fırında Pancar Cipsi

(Yaklaşık 35 dakikada hazır | Porsiyon 6)

Porsiyon başına: Kalori: 92; Yağ: 9,1g; Karbonhidrat: 2,6g; Protein: 0.5g

İçindekiler

2 kırmızı pancar, soyulmuş ve 1/8 inç kalınlığında dilimler halinde kesilmiş

1/4 su bardağı zeytinyağı

Tatmak için deniz tuzu ve öğütülmüş karabiber

1/2 çay kaşığı kırmızı biber gevreği

Talimatlar

Pancar dilimlerini kalan malzemelerle karıştırın.

Pancar dilimlerini parşömen kaplı bir fırın tepsisine tek kat halinde yerleştirin.

Çıtır çıtır olana kadar yaklaşık 30 dakika boyunca 400 derece F'de pişirin. Afiyet olsun!

Kırmızı Barbunya Salatası

(Yaklaşık 1 saat içinde hazır + soğuma süresi | Porsiyon 6)

Porsiyon başına: Kalori: 443; Yağ: 19,2g; Karbonhidrat: 52,2g; Protein: 18.1g

İçindekiler

3/4 kiloluk kırmızı barbunya fasulyesi, gece boyunca ıslatılmış

2 biber, doğranmış

1 havuç, kesilmiş ve rendelenmiş

3 ons dondurulmuş veya konserve mısır taneleri, süzülmüş

3 tepeleme yemek kaşığı doğranmış soğan

2 diş sarımsak, kıyılmış

1 kırmızı şili biberi, dilimlenmiş

1/2 su bardağı sızma zeytinyağı

2 yemek kaşığı elma sirkesi

2 yemek kaşığı taze limon suyu

Tatmak için deniz tuzu ve öğütülmüş karabiber

2 yemek kaşığı taze kişniş, doğranmış

2 yemek kaşığı taze maydanoz, doğranmış

2 yemek kaşığı taze fesleğen, doğranmış

215

Talimatlar

Islatılmış fasulyeleri taze soğuk su ile örtün ve kaynatın. Yaklaşık 10 dakika kaynamaya bırakın. Isıyı kaynama noktasına getirin ve 50 ila 55 dakika veya yumuşayana kadar pişirmeye devam edin.

Fasulyelerinizi tamamen soğumaya bırakın, ardından salata kasesine aktarın.

Kalan malzemeleri ekleyin ve iyice birleştirmek için fırlatın. Afiyet olsun!

Anasazi Fasulye ve Sebze Yahnisi

(Yaklaşık 1 saatte hazır | 3 porsiyon)

Porsiyon başına: Kalori: 444; Yağ: 15,8g; Karbonhidrat: 58,2g; Protein: 20.2g

İçindekiler

1 bardak Anasazi fasulyesi, gece boyunca ıslatılmış ve süzülmüş

3 su bardağı kavrulmuş sebze suyu

1 adet defne defnesi

1 kekik dalı, doğranmış

1 biberiye dalı, doğranmış

3 yemek kaşığı zeytinyağı

1 büyük soğan, doğranmış

2 kereviz sapı, doğranmış

2 havuç, doğranmış

2 adet biber, çekirdekleri çıkarılmış ve doğranmış

1 yeşil biber, çekirdeği çıkarılmış ve doğranmış

2 diş sarımsak, kıyılmış

Tatmak için deniz tuzu ve öğütülmüş karabiber

1 çay kaşığı acı biber

1 çay kaşığı kırmızı biber

Talimatlar

Bir tencerede Anasazi fasulyelerini ve et suyunu kaynatın. Kaynadıktan sonra ateşi kısın. Defne, kekik ve biberiyeyi ekleyin; yaklaşık 50 dakika veya yumuşayana kadar pişmesine izin verin.

Bu arada kalın dipli bir tencerede zeytinyağını orta-yüksek ateşte ısıtın. Şimdi soğanı, kerevizi, havuçları ve biberleri yumuşayana kadar yaklaşık 4 dakika soteleyin.

Sarımsakları ekleyin ve 30 saniye daha veya aroması çıkana kadar sotelemeye devam edin.

Kavrulan karışımı pişen fasulyelerin üzerine ekleyin. Tuz, karabiber, kırmızı biber ve kırmızı biber ile tatlandırın.

10 dakika daha veya her şey iyice pişene kadar periyodik olarak karıştırarak kaynamaya devam edin. Afiyet olsun!

Kolay ve Doyurucu Shakshuka

(Yaklaşık 50 dakikada hazır | Porsiyon 4)

Porsiyon başına: Kalori: 324; Yağ: 11,2g; Karbonhidrat: 42,2g; Protein: 15.8g

İçindekiler

2 yemek kaşığı zeytinyağı

1 soğan, doğranmış

2 biber, doğranmış

1 poblano biberi, doğranmış

2 diş sarımsak, kıyılmış

2 domates, püresi

Tatmak için deniz tuzu ve karabiber

1 çay kaşığı kurutulmuş fesleğen

1 çay kaşığı kırmızı biber gevreği

1 çay kaşığı kırmızı biber

2 adet defne yaprağı

1 su bardağı nohut, geceden ıslatılmış, durulanmış ve süzülmüş

3 su bardağı sebze suyu

2 yemek kaşığı taze kişniş, kabaca doğranmış

Talimatlar

Zeytinyağını bir tencerede orta ateşte ısıtın. Sıcakken soğanı, biberi ve sarımsağı yumuşak ve aromatik hale gelinceye kadar yaklaşık 4 dakika pişirin.

Püre halindeki domatesi, deniz tuzunu, karabiberi, fesleğeni, kırmızı biberi, kırmızı biberi ve defne yaprağını ekleyin.

Isıyı kaynama noktasına getirin ve nohut ve sebze suyunu ekleyin. 45 dakika veya yumuşayana kadar pişirin.

Baharatları tadın ve ayarlayın. Shakshuka'nızı ayrı ayrı kaselere dökün ve taze kişnişle süsleyerek servis yapın. Afiyet olsun!

Eski Tarz Acı Biber

(Yaklaşık 1 saat 30 dakikada hazır | Porsiyon 4)

Porsiyon başına: Kalori: 514; Yağ: 16,4g; Karbonhidrat: 72g; Protein: 25.8g

İçindekiler

3/4 kiloluk kırmızı barbunya fasulyesi, gece boyunca ıslatılmış

2 yemek kaşığı zeytinyağı

1 soğan, doğranmış

2 biber, doğranmış

1 kırmızı biber, doğranmış

2 kaburga kereviz, doğranmış

2 diş sarımsak, kıyılmış

2 adet defne yaprağı

1 çay kaşığı öğütülmüş kimyon

1 çay kaşığı kekik, doğranmış

1 çay kaşığı karabiber

20 ons domates, ezilmiş

2 su bardağı sebze suyu

1 çay kaşığı füme kırmızı biber

Tatmak için deniz tuzu

2 yemek kaşığı taze kişniş, doğranmış

1 avokado, çekirdeği çıkarılmış, soyulmuş ve dilimlenmiş

Talimatlar

Islatılmış fasulyeleri taze soğuk su ile örtün ve kaynatın. Yaklaşık 10 dakika kaynamaya bırakın. Isıyı kaynama noktasına getirin ve 50 ila 55 dakika veya yumuşayana kadar pişirmeye devam edin.

Ağır dipli bir tencerede zeytinyağını orta ateşte ısıtın. Sıcakken soğanı, dolmalık biberi ve kerevizi soteleyin.

Sarımsak, defne yaprağı, kimyon, kekik ve karabiberi yaklaşık 1 dakika kadar soteleyin.

Küp doğranmış domatesleri, sebze suyunu, kırmızı biberi, tuzu ve pişmiş fasulyeyi ekleyin. Periyodik olarak karıştırarak 25 ila 30 dakika veya tamamen pişene kadar kaynamaya bırakın.

Taze kişniş ve avokado ile süsleyerek servis yapın. Afiyet olsun!

Kolay Kırmızı Mercimek Salatası

(Yaklaşık 20 dakika içinde hazır + soğuma süresi | Porsiyon 3)

Porsiyon başına: Kalori: 295; Yağ: 18,8g; Karbonhidrat: 25,2g; Protein: 8.5g

İçindekiler

1/2 su bardağı kırmızı mercimek, bir gece önceden ıslatılmış ve süzülmüş

1 ½ su bardağı su

1 dal biberiye

1 defne yaprağı

1 su bardağı üzüm domates, yarıya bölünmüş

1 salatalık, ince dilimlenmiş

1 dolmalık biber, ince dilimlenmiş

1 diş sarımsak, kıyılmış

1 soğan, ince dilimlenmiş

2 yemek kaşığı taze limon suyu

4 yemek kaşığı zeytinyağı

Tatmak için deniz tuzu ve öğütülmüş karabiber

Talimatlar

Kırmızı mercimeği, suyu, biberiyeyi ve defne yaprağını bir tencereye ekleyip yüksek ateşte kaynatın. Daha sonra ateşi kısın ve 20 dakika ya da yumuşayıncaya kadar pişirmeye devam edin.

Mercimekleri bir salata kasesine koyun ve tamamen soğumasını bekleyin.

Kalan malzemeleri ekleyin ve iyice birleştirmek için fırlatın. Oda sıcaklığında veya iyice soğutulmuş olarak servis yapın.

Afiyet olsun!

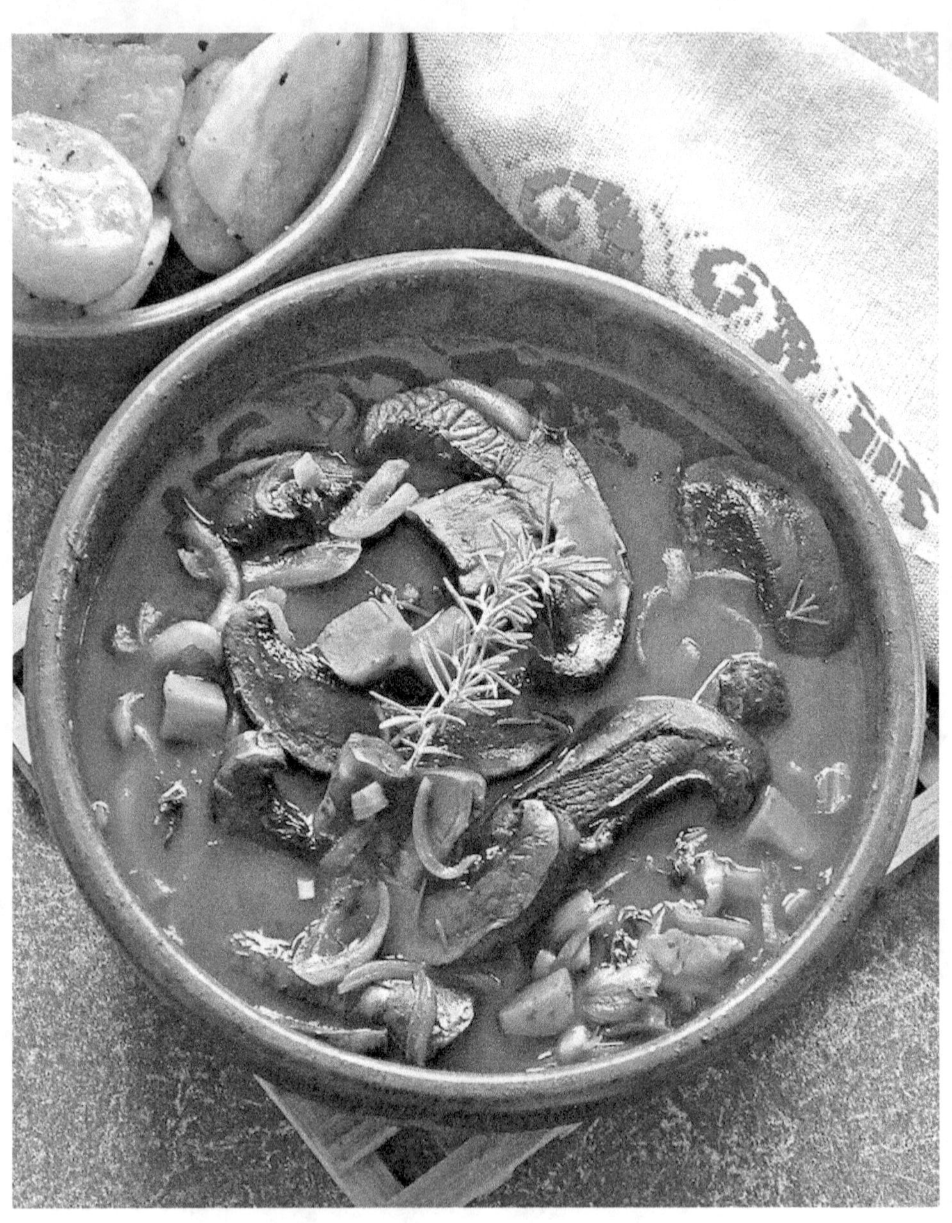